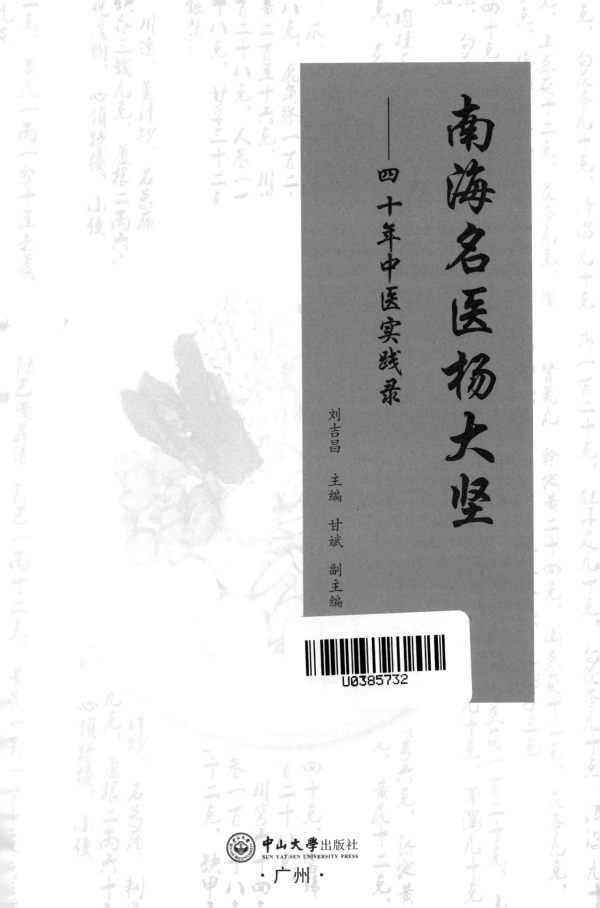

南海名医杨大坚

——四十年中医实践录

刘吉昌　主编

甘斌　副主编

中山大学出版社
SUN YAT-SEN UNIVERSITY PRESS

·广州·

图书在版编目（CIP）数据

南海名医杨大坚：四十年中医实践录/刘吉昌主编；甘斌副主编．－－广州：中山大学出版社，2024.12. －－ISBN 978 - 7 - 306 - 08335 - 7

Ⅰ. R249.7

中国国家版本馆 CIP 数据核字第 2025KS5777 号

出　版　人：王天琪
策划编辑：熊锡源
责任编辑：孔颖琪
封面设计：彭　欣
责任校对：刘奕宏
责任技编：靳晓虹
出版发行：中山大学出版社
电　　话：编辑部 020 - 84110283，84113349，84111997，84110779，84110776
　　　　　发行部 020 - 84111998，84111981，84111160
地　　址：广州市新港西路 135 号
邮　　编：510275　　传　真：020 - 84036565
网　　址：http://www.zsup.com.cn　E-mail：zdcbs@ mail. sysu. edu. cn
印　刷　者：广州一龙印刷有限公司
规　　格：787mm×1092mm　1/16　12 印张　222 千字
版次印次：2024 年 12 月第 1 版　2024 年 12 月第 1 次印刷
定　　价：40.00 元

编　委　会

序　言

　　中医药学是一个伟大的宝库，是中国人民几千年来在与自然作斗争、与疾病作斗争的实践中积累起来的、有丰富内容的一门学科。它承载着中华民族几千年的文化和历史，为中华民族的繁衍生息作出了巨大贡献。

　　中医学是一门临床实践医学，医家的临床经验十分宝贵，医案是医家总结传承临床经验的重要载体。《名医类案》《临证指南医案》等医案名著，是中医药学重要的参考文献。清代名医吴鞠通钻研《临证指南医案》，总结叶天士治疗温热病的临床经验，写出了《温病条辨》这一医学经典。

　　杨大坚教授一生致力于中医药学的临床研究与实践，他医术高超，医德高尚，深受患者与同行的尊敬。他不仅有着深厚的中医学理论基础，更在实践中积累了丰富的临床经验。他的医论深邃而精准，医案翔实而生动，为我们展示了中医药学的独特魅力与无穷潜力。杨大坚教授从医近40年，坚持一心为医，信守病人生命至上，始终坚定中医自信，立志做铁杆中医人。他在内科、妇科、儿科等方面均有建树，尤其在运用中医药治疗不孕不育、月经病、男科病、肺系疾病、脾胃疾病等方面，造诣颇深，见解独到，并取得了显著的临床疗效。

　　《南海名医杨大坚——四十年中医实践录》一书，以医论、医话、医案的形式记录了杨大坚教授40年中医临床实践的经验和心得。全书分为医论医话篇、临证验案篇、日常调护与养生篇三部分。医论医话篇主要记录了杨老在多年的不孕不育、妇科病、肺系疾病、内科杂病诊治中形成的临证思路和心得体会，以及《伤寒论》经方解读和临床活用经验。临证验案篇通过妇科病、男科病、肺系疾病、脾胃疾病、内科杂病等五个方面的典型医案，全面展现了杨老临床诊治的思路和临床疗效，生动再现了杨老几十年临证中的经典诊治场景。日常调护与养生篇主要介绍了高血压病、糖尿病、高尿酸血症、中风病等常见疾病的日常养生调护的方法，并针对女性独有的月经期给出了相应的养生方药和中医调摄建议。全书从多个角度介绍了杨大坚教授在40年中医临床实践中所形成的独有理论见解和临证经验，为广大中医临床工作者提供了宝贵的经验参考。

　　杨大坚教授从脾胃理论及肝肾关系入手，在治疗不孕不育症方面，提出了调肝、调肾的核心在于调脾胃，脾胃健则肝血旺、肾精足、痰湿消、血脉通畅，人则自然孕育。结合沈氏"调法"和颜氏"衡法"，临床着重于调肝脾肾、和气血，运用调经三步法治疗女性不孕，收到满意的效果。其中，调肾以解郁为主，治疗男性不育；健脾补肾、宣肺降气治疗咳喘，对顽固性哮喘、慢阻肺等呼吸系统疾病效果显著。对小儿咳喘，尤其是注意顾护脾胃，用保和汤加减治愈大量小儿难治性哮喘。对中风后遗症的病人强调健脾补肾，避免过度使用益气活血药物。在脾胃病的治疗中，强调脾胃的升降、消补、寒热之间的关系，虚证以香砂六君子汤加减，实证以调肝汤加减，结合寒热、升降调理。针对男科病，结合现代人的生活特点，强调痰、瘀、毒、郁、虚为病因病理特点，提出"祛实不忘虚、补虚不忘实"的观点，在不孕不育症中除药物治疗，更强调内外同治、"三疗"（意疗、体疗、食疗）结合的独特方法，有效缩短疗程，临床效果显著。

　　本书总结杨大坚教授多年积累的治学经验，以启迪中医后学。《中庸》言："博学之、审问之、慎思之、明辨之、笃行之。"杨大坚教授的医论医案，切合临床、阐发经典、理清法明、用药独到、可法可用，希望广大读者能读有所获！

杨大坚简介

杨大坚教授从事中医临床工作近40年，坚持一心为医、病人至上，始终坚定中医自信。自1986年从广州中医药大学中医系毕业后，一直结合临床实践钻研中医经典著作，遍及各家学说，尤其对仲景学说研究颇有心得。

1990年，杨大坚到广州中医药大学第一附属医院脾胃病专科进修学习，后又到北京和上海等地拜访名医，深入学习中医在治疗不孕不育、咳喘等疾病方面的特色经验。先后师从中国中医科学院沈绍功教授、妇科名家郭世强教授、上海颜德馨国医大师、江苏朱良春国医大师以及广东省名中医李丽云教授等。在运用中医四大经典中的经方治疗疑难重症方面尤其有心得。杨教授认为，治疗不孕不育症，须强调调肝、调肾、调脾胃，脾胃健、肝血旺、肾精足、痰湿消，血脉通畅，人自然就会孕育。结合沈氏的"调法"和颜氏的"衡法"等，临床注重调肝脾肾、和气血。主张通过健脾补肾、宣肺降肺治疗咳喘，对顽固性哮喘、慢性阻塞性肺病等呼吸系统疾病效果显著。对小儿咳喘，尤其是过敏性哮喘，注重调养脾胃功能，用保和汤加减治愈大量小儿难治性哮喘。在老年性慢支炎、肺气肿、肺心病合并感染的治疗过程中，以健脾益肺补肾为主，避免使用西医消炎药过量损伤脾胃、肝肾。对中风后遗症的患者强调健脾补肾，避免过度使用益气活血药物。在脾胃病的治疗中，注意脾胃的升降、消补、寒热的关系，虚证以香砂六君子汤加减，实证以调肝汤加减，结合寒热、升降调理。针对男科病，强调以痰、瘀、毒、郁、虚为病因，提出"祛实不忘虚、补虚不忘实"的观点，强调内外同治、"三疗"（意疗、体疗、食疗）结合，效果显著。

临床工作中，杨大坚教授以开展不孕不育症、咳喘病治疗为主攻方向，以心、肺、脑、脾胃、妇科、儿科类疾病为主，涉及病种有月经病、带下病、不孕症、崩漏、先兆流产（胎漏）、男性生殖系统病及不育症中少弱畸精、不液化症、阳痿、早泄、各种慢性胃炎、溃疡、肠功能紊乱及肺系疾病。对多囊卵巢综合征、严重少/弱精症、畸型精症、不液化症及性功能低下、眩晕、心律失常、心功能不全、重度闭经、崩漏、严重哮喘、肺心病等疑难危重症，均有独到的见解和经验。

　　杨大坚教授先后在《中医杂志》《新中医》《辽宁中医杂志》《实用中医内科》《四川中医》《中医药学》《中医药临床杂志》等刊物上发表学术论文18篇，完成佛山市科委课题2项。获得2014年佛山"优秀中医工作者""南海区名中医"称号，历任广东省经方学会、广东省肝脏病学会常务委员会委员、广东省中医药学会脑病专业委员、佛山市中西医结合学会呼吸分会副主委、佛山市中西医结合学会脑心同治分会副主委、南海区中医学会常务理事。

目　　录

第一章

医论医话篇

第一节　调经种子

一、从肝脾肾论治不孕不育[①]

杨大坚教授治疗女性不孕症的学术思想及其遣方用药深受沈氏女科第十九代传人沈绍功教授的启发。沈绍功教授是中国中医研究院博士生导师、主任医师，在妇科，尤其是不孕症诊治中，强调调经种子的重要作用，提出调经三步序贯法（经前调气、经期调血、经后缓图），配合家传五法，内外同治。同时，中医妇科专家罗元恺的"肾气—天癸—冲任—胞宫"生殖调节轴学说对杨大坚教授也有深远影响。杨大坚教授尊古而不泥古，善于变通和创新，在继承前人经验的基础上，不断创新和发展，将传统的中医与现代医学相互结合，融会贯通，形成"调肝、健脾、补肾"治疗不孕症的学术思想，治疗不孕不育疗效显著，被称为"送子观音"。

女性孕产的器官是女子胞，又称胞宫，有主持月经和孕育胎儿的作用。月经是女子生殖细胞发育成熟后周期性子宫出血的生理现象，健康的女子到了14岁，生殖器官发育成熟，子宫发生周期性变化，1月左右周期性排血1次。"女子胞中之血，每月换一次，除旧生新。"（《削正论·男女异同论》）胞宫的功能正常与否直接影响月经的来潮。"阴阳交媾，胎孕乃凝，所藏之处，名曰子宫。"（《类经·脏象类》）故曰："女子之胞，一名子宫，乃孕子之处。"（《中西汇通医经精义·下卷》）在五脏之中，女子胞与肝、脾、肾的关系尤为密切。

肝为血海，主藏血，为妇女经血之本。肝主疏泄，调畅气机，肝气条达，疏泄正常，则气机调畅而任脉通，太冲脉盛，月事以时下。因此，肝与女子胞的关系主要体现在月经方面。女子的经、孕、胎、产、乳，无不与气血相关，无不依赖于肝之藏血和疏泄功能，故有"女子以肝为先天"（《临证指南医案·卷九》）之说。

---

① 本部分由甘斌整理。

脾主运化，主生血统血，为气血生化之源。女子胞与脾的关系，主要表现在经血化生与经血固摄两个方面。脾气健旺，化源充足，统摄有权，则经血藏与泄正常。

肾为先天之本，主藏精，生髓。肾中精气的盛衰，主宰着人体的生长发育和生殖能力。肾与女子胞的关系主要体现在天癸的至竭和月经周期方面。"天癸者，阴精也，盖男女之精皆主肾水，故皆可称为天癸也。"（《黄帝内经素问注证发微》）女子到了青春期，肾精充盈，在天癸的作用下，胞宫发育成熟，月经应时来潮，就有了生育能力，为孕育胎儿创造了条件。反之，进入老年，由于肾精衰少，天癸由少而至衰竭，于是月经闭止，生育能力也随之而丧失了。

因此，女性不孕症与肝、脾、肾密切相关。杨大坚教授从发病机理、治则治法和辨证分型出发，承继沈绍功的调经三步序贯法，从肝、脾、肾论治女性不孕，收到良好的效果。

（一）经前调肝

有胀、烦、肿、痛等反应始，为经前期，投用自创调肝汤：柴胡 10 g、陈皮 10 g、石菖蒲 10 g、郁金 10 g、云苓 10 g、枳壳 10 g。因兼症不同而分为以下三类。

1. 肝气郁结

乳胀胁满，少腹引痛，烦怒不安，舌苔薄黄，脉弦细，宜疏肝行气。因妇人多郁善怒，情志易变化，气结则血亦结，经前气滞最为多见，故有"调经不理气，非其治也"之说。以调肝汤合逍遥散，再加调整内分泌的泽兰、茜草、龟板、鳖甲、川断、女贞子。

2. 肝脾亏虚

纳差便溏，面浮肢肿，气短乏力，舌淡，苔白，脉细无力，宜疏肝健脾、补中益气。用调肝汤加补中益气汤，选用生黄芪、党参、白术、黄精、仙鹤草、太子参、淮山药、扁豆衣、大枣、升麻、柴胡，再加调整内分泌的丹参、川断、郁金、石菖蒲。此法着重调理脾胃，脾胃为生化之源，脾气一旺，胃气自兴，精微输布，新血化生，月经自调。

3. 寒凝肝脉

腹凉下坠，隐痛筋挛，形寒乏力，苔薄白，舌质淡，脉沉细迟。宜暖宫，调肝汤加温经汤，选用党参、阿胶、当归、白芍、桂枝、炮姜、炒橘核、乌药，再加调整内分泌的枸杞子、蛇床子、菟丝子、仙灵脾、河车粉、鹿角霜、补骨脂。

（二）经期健脾

见红时便进入经期，以健脾为主，辨证加减。

1. 辨经量

量多者补气摄血，药用生黄芪、仙鹤草、杜仲炭；量少者活血通经，药用红花、泽兰、血丁。温凉定性，凉者温之，选用炮姜、桂枝、鹿角霜；热者寒之，选用丹皮、栀子、赤芍。注意调肝，因女子以肝为本，根据情况不同，选用疏肝（柴胡、郁金、香附）、柔肝（当归、生白芍、枸杞子）、温肝（乌药、炮姜、肉桂、花椒）等调肝之品。

2. 辨寒热

量多腹凉，方用胶艾四物汤，药用熟地 15 g、当归 10 g、白芍 10 g、阿胶 15 g（烊化）、艾炭 10 g、肉桂炭 10 g、生黄芪 15 g、党参 10 g、炒橘核 15 g、赤石脂 15 g、生牡蛎 30 g、荆芥炭 10 g。量多腹热，方用栀芩四物汤，药用生地、当归、生栀子、黄芩炭各 10 g，薄荷炭、茜草、地榆各 10 g，乌贼骨 15 g，藕节炭、乌梅炭、香附、丹皮各 10 g。量少腹凉，方用八珍汤，药用生黄芪 15 g，当归、党参、桂枝、川芎各 10 g，牛膝 15 g，柴胡、炮姜各 10 g，鸡血藤 15 g。量少腹不凉，方用桃红四物汤，药用生地黄、归尾、赤芍、川芎各 10 g，丹参 30 g，桃仁、红花、泽兰、香附、茺蔚子各 10 g，三七粉 3 g。

3. 随症加味

腹痛可选玄胡、郁金、蚕沙、五灵脂、地龙、益母草；便溏可选生龙牡、炒白术、山药、煨葛根、余禹粮、补骨脂、金樱子、五倍子；浮肿可选防己、桑白皮、生黄芪、泽泻、冬瓜皮、云苓、车前草；腰痛可选鸡血藤、老鹳草、狗脊、桑寄生、川断；烦热可选知母、黄柏、生地、丹皮、川断。

（三）经后调肾

经净后至反应前属经后阶段，投自创调肾汤：黄精 15 g、菊花 10 g、杞子 10 g、生地 10 g、石菖蒲 10 g、郁金 10 g。适当加调肾种子药：蛇床子、菟丝子、金樱子、肉苁蓉、黄柏、川楝子、龟板、泽兰。如白带异常，根据不同症型加用止带药：散风的炒苍耳子、祛寒的蛇床子、化湿的地肤子；苔薄者用沈氏地黄汤化裁（生地、黄精、泽泻、云苓、蛇床子、仙鹤草、生杜仲、扁豆衣、鹿角霜）；苔腻者以温胆汤加减（竹茹、枳壳、云苓、陈皮、生苡仁、生牡蛎、生龙骨、海蛤壳、莱菔子、海藻、泽兰）。结合现代医学选调整皮质中枢的石菖蒲、郁金及调整内分泌的蛇床子、女贞子、菟丝子、川断、龟板、肉苁蓉、茺蔚子、五味子。同时配合中成药，偏脾虚的合用香砂六君丸，肾阴虚的合用滋肾育胎丸，肾阳虚的合用培坤丸。

　　杨大坚教授指出：内服是治疗不孕症的重要途径，但配合外治可以大大提高不孕症的治疗成功率。杨大坚教授在沈教授的经验基础上发扬光大，广泛运用中药灌肠、沐足、穴位贴敷，以增强疗效。主要用药有：花椒、蛇床子、菟丝子、补骨脂、川楝子、女贞子、香附等。主要取穴用：关元、气海、足三里、三阴交、子宫、百会、命门。

　　不孕症仅内服、外治还不够，调畅情志、坚持锻炼及适当的饮食禁忌也非常重要。在诊疗过程中，杨大坚教授注意与患者沟通，告知患者精神放松有利于大脑皮质的调节，从而使"丘脑—垂体—性腺轴"分泌功能正常。同时也要健身炼志，身体强壮、抵抗力增加、气血流通有利于药效提高。主要的食疗忌口有：香菜、芹菜、油菜、棉籽油。可多食韭菜、虾、蘑菇、木耳、花生、蚕蛹。

　　总之，女子不孕，调经是关键，调经种子要调肝肾、健脾胃、和气血，分清虚实寒热。不能单纯辨病，要精确辨证；不能只用激素，要中医调经止带，方可收到种子的目的。

二、治疗男性不育症的辨治经验[①]

　　导致男性不育的因素众多，如遗传因素、免疫因素、内分泌因素、感染因素、精索静脉曲张、药物因素、性功能障碍及放射线、化学品接触等。其中，精液异常在男性不育中显得尤为重要：精液的量、黏稠度和液化时间、pH 值、精子活动率和活动力、精子的数目和形态及精液生化等一项和多项异常，均可造成男性不育或生育能力低下，其中精子密度、活力及正常形态精子百分率等参数与生育能力关系最密切。

　　杨大坚教授以精子不正常作为切入点，运用中医理论，通过调整、提高精液质量，提高男性的授孕能力。现试将杨大坚教授治疗男性不育症的学术思想介绍如下。

---

① 本部分由甘斌整理。

（一）男性不育不一定补肾，尤其是精子不正常者

肾藏先天之精，主生殖。因此，男性不育多主张补肾填精。而杨大坚教授在临床所见，男性不育的病因十分复杂，既有六淫外邪、饮食劳倦的影响，也有房事不节所为，既有脏腑虚损，也有气血不调。《石室秘录》认为："男子不能生子，有六病。一精寒也，一气衰也，一痰多也，一相火盛也，一精少也，一气郁也。"可见男性不育，并非全由肾虚所致，治疗时不一定补肾。

生殖道炎症、前列腺炎及与感染密切相关的精子不正常已成为男性不育的常见原因。临床所见的生殖道炎症、前列腺炎多虚实夹杂，表现为以湿热下注为主的症状，如尿频，排尿时灼痛或涩痛，尿道口常有白色分泌物溢出，小便色黄，舌质红苔黄，脉数，属于中医尿精、精浊、劳淋、淋浊、白浊等病症范畴，而"久病必瘀"，久病情志不畅，肝气郁结。此时，只单纯补肾，往往不能收到满意的效果。

（二）畸形精的治疗首重祛邪：湿热，肝郁，血瘀

畸形精已越来越多地成为男性不育的病因。精子发育过程中受到遗传、感染、内分泌、损伤等因素影响造成精子发育不良、畸形。杨大坚教授认为，其病因不仅责之于肾虚，与湿热、肝郁、血瘀等邪气亦密切相关，在治疗的时候，应首重祛邪。

现代人生活节奏快，工作压力大，夜生活丰富，部分患者不注意卫生或不洁性交导致湿毒内犯，致使湿热浸淫，煎熬阴液，可表现为精液量少，精子畸形率高，精子质稠不液化。精子的生成与肝脏关系密切，《灵枢·经脉》称，"肝足厥阴之脉……循股阴……过阴器"。肝藏血，若肝失疏泄，肝气郁结，气血运行不畅，致睾丸缺血缺氧，使精子生成障碍，造成精子畸形率增高。病久迁延不愈，导致阳气耗损，气虚不能推动，造成血脉凝滞，瘀血阻滞精道。

（三）用药经验

1. 肝气郁结

以自创调肝汤（柴胡 10 g、陈皮 10 g、石菖蒲 10 g、郁金 10 g、云苓 10 g、枳壳 10 g）为基础方，加菟丝子 15 g、枸杞子 10 g、露蜂房 10 g。肾阳虚明显者加淫羊藿 20 g、巴戟天 15 g；阴虚火旺者，重用生地 30 g，并加制何首乌 15 g、知母 15 g；脾虚湿阻苔厚腻者加苍术 15 g、厚朴 10 g。

2．湿热内蕴

用二妙散加味，药用黄柏、薏苡仁、车前子、蒲公英、土茯苓、白花蛇舌草、知母、黄芩。其中，黄柏清热燥湿，除下焦肝经湿热；薏苡仁清热利湿健脾；车前子引湿热从小便而出；黄芩苦寒，具有清热燥湿、泻火解毒之功效。

3．血瘀内结

表现为睾丸、阴囊坠痛，久立后症状加重，平卧缓解或消失，小腹及会阴部刺痛，舌紫黯，脉细涩。治宜活血祛瘀、滋阴补肾。方予"调肝汤加四物汤"，并予鸡血藤辅助当归活血补血，丹参活血，且"一味丹参，功同四物"，予水蛭、王不留行增强活血通络之力，枸杞子、肉苁蓉补肾填精，祛瘀不伤正，瘀去则精自活。

4．巧用子（籽）药

在以上辨证治疗基础上，可适当加用子（籽）药。子（籽）药乃药物之种子，按功能类比，能孕育生命；以此取类比象，可促精子形成。常用药有：枸杞子、五味子、金樱子、菟丝子、沙苑子、女贞子、桑椹子、覆盆子、车前子、楮实子、韭菜子、蛇床子等。

三、基于气血津液理论运用六经辨证治疗妇科病[①]

《伤寒论》的方剂本为治疗外感疾病而设，根据六经的气血津液特性，分经用药也有不同的侧重点。而从气血津液的角度，则可串联六经辨证和临床各科疾病。杨大坚教授灵活运用《伤寒论》中的六经辨证思想，临床中常应用伤寒论方剂治疗妇科疾病，取得良好疗效。下面介绍杨大坚教授运用六经辨证治疗妇产科病的思路。

（一）太阳经

太阳经多血少气，腑多实证，多血则易壅滞而血瘀。又足太阳膀胱能气化水液，手太阳小肠主液。妇女子宫与膀胱同居下焦，其生理病理与太阳经存在密切联系，而且瘀血与水饮均是妇产科中重要的病理因素。因此，太阳经在妇产科疾病中主要与血、水相关。临床上妇女痛经、闭经、下腹疼痛、性交痛、产后恶露不尽、癥瘕积聚等情况，如病机涉及瘀血邪热郁结在里，均可仿照太阳蓄血证，用桃核承气汤、抵挡汤之流攻下之。妇女带下量多，如同时症见小

---

① 本部分为李景濠整理。

便不利、脐下悸动、水肿泄泻等水液泛滥之症，可投以五苓散取效。同理，妇女产后尿潴留，如辨其病机属膀胱气化不利者，也可投以五苓散。咳则遗尿，多见于老年妇女，男子甚少有之，如临床属膀胱津液不固者，症见尿色澄清、畏寒肢冷、神疲乏力等，可投五苓散加黄芪、党参以益气，助水液气化。此外，临床上也要考虑到太阳经之气与妇科病的关系。妇女初受孕时，体内之气需要温煦子宫，如其素体气虚，则经脉愈加不充。足太阳膀胱经行走于头部及项、背、腰部，为一身之表而主卫外，此时太阳经经气不充，则每多疲倦、恶寒、易感冒等症状，因而可使用桂枝汤助太阳经经气而调和营卫。孕早期气血紊乱，胎气上逆，血液翻腾，妇女每多呕吐，此时可使用桂枝加厚朴杏子汤平冲降逆。

（二）阳明经

阳明经多血多气，又阳明邪热最易耗伤津液，因此阳明经在妇产科疾病中主要与血、津液相关，其方剂多用于治疗体质壮实之人。产褥感染、哺乳期乳腺炎，如症见高热、多汗、口渴、脉洪大等表现，可投以白虎汤，清泄气、分邪热。产后津液亏虚，患者口干舌燥，大便艰难，少腹拘急，尿意频繁而小便不多，可投以麻子仁丸润燥通便。妇女经西医开腹或腔镜治疗后，经脉损伤，胃肠气血运行紊乱，每多便秘腹胀者，如气郁而化热，与胃肠糟粕搏结，辨证属阳明实热者，可投以承气汤类方以攻邪通便。此外，妇女如子宫感受邪热，郁结在里，发为腹痛、带下臭秽、便秘尿黄等症，辨其属湿热在里者，可投以茵陈蒿汤加清热凉血之品。

（三）少阳经

少阳经少血多气，腑多实证，多气则每易壅滞而气郁。故在妇产科疾病中，少阳经多与气郁相关，在气血津液中，少阳经体现了枢机联系气血津液的关系。如妇女月经的正常，有赖于肝气的正常疏泄，也有赖于少阳枢机的正常开阖。如少阳失枢，则妇女月经愆期，先后不定，如此时患者有少阳病之口苦、咽干、心烦、寒热等见症，可投以小柴胡汤，和解少阳枢机，畅达气机以调经。《局方》之逍遥散广泛用于治疗妇产科疾病，本方也是取柴胡作为君药，可以认为属于少阳经的方剂。但逍遥散治疗月经不调、围绝经期综合症、产后抑郁等妇产科疾病，病机除了有少阳枢机不利外，还有水液、瘀血的停留，因为本方还用到了茯苓、白术利水，当归活血。

（四）太阴经

太阴经少血多气，这里的"多气"，可认为是太阴经以气为主，脏多虚证，气虚则太阴亦虚。又太阴脾经属土，土虚不能制约水湿，则水湿泛滥。因此，在妇产科疾病中，太阴经主要与气虚和湿相关。太阴阳气虚弱，不能制约水液，则水液泛滥，发为经前和孕早期恶心呕吐。此时可使用吴茱萸汤温补阳气，降逆止呕。太阴阳气虚弱，不能温煦脘腹，则发为痛经，偏气血虚弱者可予小建中汤和里缓急止痛，偏阳虚实寒者可予理中汤温阳散寒止痛。

（五）少阴经

少阴经少血多气，其理解也同太阴经，易于气虚。又足少阴肾为一身阳气之根本，妇女诸多阳虚疾病，均可从少阴肾论治，因此在妇产科疾病中，少阴经主要与气虚、阳虚相关。妇女月经后期、闭经、不孕、乳汁稀少，如辨证属肾虚者，症见脱发、白发、面色晦暗、腰膝酸软、小便清长等，可投以肾气丸、大补元煎等补肾方药。如妇女经闭、痛经等属于寒邪凝滞者，可使用四逆汤、麻黄附子细辛汤等进行治疗。

（六）厥阴经

厥阴经多血少气，厥阴以血为主，脏多虚证，故血虚则厥阴亦虚。妇女血虚可见月经量少、月经后期、闭经、面色不华等症状，如保暖不当，外感风寒，客于子宫，则兼见痛经、畏寒肢冷等症，治宜当归四逆汤。后世之四物汤，乃是治血之总剂，用其加减，可治疗女子厥阴肝经失常所致的经、带、胎、产、乳等部位疾患。妇女一旦年过半百，则气血衰少，不能濡养脏腑，阳气虚弱而复生邪热，每多心烦、失眠、潮热、盗汗、头晕、乏力等症，如临床上遇到围绝经期综合征的妇女，辨证确属为寒热虚实错杂之病机者，可投以乌梅丸取效。

总而言之，《伤寒论》六经以气血津液为基础，妇女同样以气血津液为本，故妇女疾病可通过《伤寒论》六经辨证论治。在太阳体现了血与水的关系，在阳明体现了血与津液的关系，在少阳体现了枢机联系气血的关系，在太阴则体现了湿与气虚的关系，在少阴体现了以阳气为主的关系，在厥阴体现了以血为主的关系。运用气血津液思想，指导临床上灵活应用六经辨证治疗妇科疾病，可开阔治疗思路，提高临床疗效。

四、当归芍药散治疗妇科相关疾病的应用经验①

张仲景在《金匮要略》中首创当归芍药散。妇人妊娠病脉证并治第二十：妇人怀妊，腹中疠痛，当归芍药散主之。妇人杂病脉证并治第二十二：妇人腹中诸疾痛，当归芍药散主之。处方组成：当归10 g、芍药30 g、茯苓12 g、白术12 g克、泽泻15 g、川芎10 g。《金匮玉函经二注》解释此方：因脾土为木邪所克，谷气不举，浊淫下流，以塞搏阴血而痛也。用芍药多他药数倍以泻肝木，利阴塞，以与芎、归补血止痛；又佐茯苓渗湿以利小便也；白术益脾燥湿，茯苓泽泻行其所积，从小便出。全方简而精，可养血疏肝，活血止痛，可健脾利湿，淡渗利水。可用于肝脾不和、血虚肝郁、脾虚湿阻、水湿内停引起的妇科腹痛、癥瘕、月经失调等病。

妇人在怀孕期间，由于胎儿需要母体血液供养，母体气血虚弱，肝凭血养，肝血不足则肝气不舒，肝气郁结，横逆脾土，脾之运化失司，脾虚湿胜，肝脾不和，胎中气血阻滞而致腹中痛。妇人腹痛的原因虽多，但临证以情志不调、气郁不畅所致为多。情志不遂导致肝脾不和，肝失调畅则气滞血瘀，脾气不运则湿从内生，从而气郁血滞湿阻，经脉不通，不通而痛。可见张仲景认为妊娠腹痛及妇科诸痛，凡属肝脾不和者，当归芍药散皆可治也。现通过病案来介绍杨大坚教授对此方在妇科病的应用经验。

（一）妇科腹痛

妇科腹痛病在冲任、胞宫，不荣则痛，不通则痛。前者多因气血虚弱，筋脉失养而痛；后者则因气滞、寒凝、湿阻导致子宫气血运行不畅而痛。《金匮要略阐义》云：妇人之病，由肝郁者居多，郁则气凝血滞，或胀或痛，或呕或利。云腹中诸疾痛，诸者，盖一切之辞。当归芍药散，舒郁利湿，和血平肝，既有兼症，不妨加味治之，诚妇人之要方也。而妇科临床上以情志不遂、肝脾不和、血虚肝郁、脾虚湿阻导致的腹痛为多。可用当归芍药散重用白芍敛阴止痛，泻肝实脾；白术、茯苓健脾益气，补后天气血之源；当归、川芎调肝养血活血；泽泻淡渗利湿。临症加减：如肝郁显者加香附、柴胡助白芍、当归、川芎疏肝止痛；气滞显者加枳壳、川楝子、延胡索行气止痛；腹痛喜温喜按加小茴香、桂枝、吴茱萸、艾叶温经散寒止痛；血瘀显者加蒲黄、桃仁、三

---

① 本部分由甘斌整理。

棱、莪术活血化瘀止痛；血虚加鸡血藤、丹参养血活血止痛；盆腔积水、炎症者加败酱草、红藤、路路通、皂角刺清热解毒，通络止痛。现代医学对当归芍药散水煎醇提取物进行药理分析，发现当归芍药散作用于子宫平滑肌，抑制子宫自发收缩，对抗垂体后叶素、前列腺素引起的子宫收缩加强，使平滑肌完全舒张，在缓解痛经过程中具有重要意义。

1. 痛经验案

陈某，33 岁，2016 年 7 月 12 日初诊。患者痛经数年，月经第 1 ～ 2 天少腹隐痛，冷感，月经量较多，色淡有块，6 天干净，经前乳房胀痛，睡眠差。末次月经：2016 年 6 月 29 日，本次痛经延续至今仍未缓解。舌偏红，苔薄白，脉细。彩超：子宫大小 60 mm × 55 mm × 67 mm，后壁增厚；CA125：60.3U/mL。中医诊断：腹痛（肝脾不和）。方药如下：

当归芍药汤加减：当归 10 g、白芍 15 g、川芎 10 g、茯苓 10 g、白术 10 g、牡丹皮 10 g、赤芍 10 g、醋香附 10 g、郁金 10 g、乌药 10 g、川楝子 5 g、延胡索 10 g、枳壳 10 g、红藤 15 g。水煎服，日 1 剂。

服药 7 剂后下腹疼痛明显好转，时有下腹不适，寐差，口时干，舌淡红，边有瘀斑，苔白。续服用上方 7 剂后，月经来潮，下腹疼痛、冷感明显缓解，经前乳房稍胀，于月经第 2 日下腹闷痛，经量中，色淡，无血块，舌淡红，苔薄白。之后每于月经前 10 ～ 14 日续服上方加减，连服 2 个月经周期后，经期腹痛明显缓解，3 个月后症状消失。

2. 腹痛验案

李某某，40 岁，下腹疼痛 3 月，2016 年 9 月 3 日初诊。下腹坠胀疼痛 3 月，伴腰部冷痛，下肢重着乏力，胃纳差，便溏。末次月经：2016 年 8 月 15 日。近 1 年，月经 30 天 + 一行，量减少，4 天净，无血块，经前乳房胀痛。舌淡黯，苔白厚，脉沉细。查妇科彩超示：盆腔积液约 4.95 cm × 3.20 cm。中医诊断：腹痛（肝脾不和）。予当归芍药汤加减：当归 10 g、白芍 15 g、川芎 10 g、茯苓 15 g、白术 10 g、泽泻 15 g、皂角刺 10 g、延胡索 10 g、升麻 5 g、柴胡 10 g，水煎服，日 1 剂。服药 14 剂后复诊，诉下腹胀痛明显改善，时有下腹坠胀感，纳可，二便调，舌淡黯，苔薄，脉沉。上方去延胡索、皂角刺，加丹参 10 g、赤芍 15 g，服用 14 剂，经期停药，连服 2 个月，无不适，复查彩超无异常。

（二）癥瘕

癥瘕的发生是各致病因素导致脏腑功能失调，气机阻滞，瘀血、痰饮、湿浊等有形之邪凝结不散、停聚下腹而成。当归芍药散中有茯苓、泽泻、白术健脾渗湿利水，当归、芍药、川芎活血、养血、行气，临症加减可用于气滞、湿阻、水停、血瘀之证。可适当配伍活血化瘀消癥之丹参、三棱、莪术，清热解毒化瘀之牡丹皮、红藤、败酱草、路路通、皂角刺等。

盆腔包块病验案

谢某，40 岁，2015 年 8 月 23 日初诊，主诉：左下腹疼痛半年，发现盆腔包块 1 周。半年多来左下腹疼痛，经期加重。1 周前妇科彩超：盆腔无回声区范围约 91 mm×75 mm，内见分隔，左输卵管、左卵巢粘连包裹其中，考虑盆腔炎性包裹性积液。CA125、CEA、AFP 阴性。拒绝手术，希望中药治疗。发病以来胃纳欠佳，二便尚可，寐一般，末次月经：2015 年 8 月 5 日，面色晦暗，舌红边有瘀斑，舌下静脉迂曲，苔黄腻，脉沉。中医诊断：癥瘕（湿热瘀阻）。予当归芍药散加减配合康妇消炎栓塞肛治疗。方药如下：当归 10 g、白芍 15 g、川芎 10 g、泽泻 15 g、茯苓 30 g、白术 10 g、延胡索 10 g、三棱 10 g、莪术 10 g、蒲公英 15 g、鸡血藤 15 g、甘草 5 g。方中重用茯苓、泽泻、白术健脾祛湿利水，当归、川芎活血化瘀，三棱、莪术破血消癥，白芍柔肝止痛，蒲公英清热解毒、消肿散结，鸡血藤活血止痛。服上药 12 剂后（月经期停药），诉腹痛症状明显减轻。

9 月 22 日复诊，查彩超：盆腔偏左侧探及无回声，约 82 mm×75 mm，形态不规则，内见分隔，左输卵管、左卵巢粘连其中。舌淡有瘀斑，苔黄，脉沉。续服上方 2 个月后（经期停药），患者诉下腹疼痛明显好转，由原来的持续胀痛转变为偶有少腹隐痛不适。复查彩超：子宫周边不规则无回声区 6.71 cm×4.95 cm，透声欠佳，内可见多个带状高回声。盆腔积液明显减少，患者气色好转，纳可，二便调，舌淡边有瘀斑，较前转淡，舌下静脉未见明显迂曲，苔薄，脉滑。续当归芍药散加减，去上方中的三棱、莪术，改为微寒而缓、祛瘀生新而不伤正的丹参、赤芍清热凉血、活血祛瘀；路路通利水消肿、疏肝通经；柴胡、香附疏肝解郁，理气止痛。方药如下：当归 10 g、白芍 15 g、川芎 10 g、泽泻 15 g、茯苓 15 g、白术 10 g、丹参 10 g、赤芍 20 g、延胡索 10 g、蒲公英 15 g、鸡血藤 15 g、路路通 15 g、柴胡 10 g、怀牛膝 15 g、醋香附 10 g、皂角刺 10 g、甘草 5 g。续服此方，每月 15 剂，至 2015 年 11 月体检妇科彩超：盆腔探及液性暗区 2.7 cm×2.0 cm，内见分隔带。患者诉下腹不适基本消失。后每月服药 1 周，为上方加减。至 2016 年 5 月复查彩超：子宫周围可见液性暗区 2.5 cm×3.0 cm。

（三）月经量少、月经后期

月经量少、月经后期均有虚实之分，虚者多因精血不足，血海空虚，经血乏源而致；实者多因瘀血或痰湿阻滞冲脉血海，血行不畅而致。当归芍药散加减可养血柔肝，亦可活血祛瘀，可健脾以益气血生化，又可健脾而去湿利水，对月经过少、后期之疾可加味治之。精血亏虚者可加熟地黄、阿胶、山萸肉、枸杞子、黄精、女贞子等补肾养精之品；气滞者可加柴胡、香附、枳壳、郁金、木香等理气行滞；痰湿胜者可加苍术、半夏、陈皮以加强燥湿化痰之效；血瘀者可加入桃仁、益母草、牛膝、鸡血藤等活血化瘀调经之品。

月经量少病验案

李某，23 岁，以月经量少半年于 2016 年 4 月 22 日就诊。患者半年前发现月经量减少，约为原来的一半，26～28 日一行，3～4 天净，暗褐色，稀薄，有血块，月经第 2～3 天下腹胀闷不适，腰酸，素易便溏，经前乳房胀，稍烦躁。末次月经：2016 年 4 月 6—9 日。就诊时纳呆，进食后腹胀，便溏，口干，寐欠佳，舌淡红，苔白稍厚，脉细。拟月经量少（肝脾不和），予当归芍药散加减，拟方如下：当归 10 g、白芍 12 g、赤芍 20 g、川芎 10 g、茯苓 10 g、白术 10 g、泽泻 10 g、女贞子 15 g、续断 20 g、鸡血藤 20 g、香附 10 g、枳壳 10 g、山楂 15 g、炒麦芽 20 g。服药 7 剂，于 5 月 8 日月经来潮，经量较前增加，色较红，无明显下腹胀痛，轻微腰酸，胃口较前好，二便正常，舌淡红，苔薄白。经净后续服上方加减调理：当归 10 g、白芍 10 g、茯苓 10 g、白术 10 g、泽泻 10 g、党参 15 g、熟地黄 10 g、山萸肉 15 g、枸杞 15 g、菟丝子 20 g、巴戟天 10 g、续断 15 g、木香 5 g、甘草 5 g、炒麦芽 20 g。

当归芍药散养血柔肝止痛，健脾祛湿利水，对妇科之肝脾不和、肝郁血虚、脾虚湿阻、水湿内停等引起的妇科诸痛及癥瘕、盆腔积液、月经不调等病，临症加减，可起到良好的疗效。

五、《景岳全书》方药在调经中的应用[①]

杨大坚教授擅长治疗妇科、不孕不育等疾病。女子以肝为先天，肝藏血，肝肾同源，肝血足，肾精充，则经带胎产乳正常。故杨大坚教授治疗妇科月经不调，常从肝肾入手，应用《景岳全书·新方补阵》的方药出入加减，效如

---

① 本部分为李景濠整理。

桴鼓。现介绍杨大坚教授应用《景岳全书·新方补阵》方药调经的心得体会。

（一）大补元煎

组成：人参、山药、熟地、杜仲、当归、山茱萸、枸杞子。

本方是张景岳治疗虚证的第一方，用于治疗男子和妇女气血大坏、精神失守危剧等证候。方中人参、山药益气健脾，熟地、山药、山茱萸、枸杞子、杜仲补益肝肾，本方纯由滋补药物构成，能起到补益元气的作用。脾肾两虚的妇女，每常倦怠乏力、形瘦食少、腰膝酸软，先后天之化源俱不足，因而症见月经量少、月经后期、闭经、崩漏等，治疗可选用此方滋养肝肾、健脾益气。此外，本方以纯补为主，患者如确是纯虚无邪，方可用之，如妇女思虑过度而兼有气郁，可加少许香附、砂仁以行气解郁。如患者脾虚日久而兼有湿浊不化，症见大便溏烂，可加茯苓、白术、芡实以健脾祛湿。如患者肾虚日久而兼阳虚，症见手足不温、小便清长，可加肉桂、干姜以振奋阳气。如患者肾虚日久而兼阴虚，症见口干心烦、皮肤干燥，可加女贞子、白芍、麦冬以滋润阴液。

（二）左归饮

组成：熟地、山药、枸杞、炙甘草、茯苓、山茱萸。

本方专以熟地、山药、枸杞、山茱萸滋补肝肾之阴以取效，因《难经》提出"其左者为肾，右者为命门"，故名曰"左归"。本方可以认为是由大补元煎化裁而来，对比大补元煎，本方去掉了补气的人参和活血的当归，加用了茯苓、炙甘草以健运脾胃。因此，其适应症与大补元煎也大同小异，但大补元煎脾虚表现更加明显，临床上适用于治疗脾虚所致的月经量少、月经先期、围绝经期综合征等疾患。本方则专主于肝肾阴虚之人。素体阴虚的妇女，火热常熬伤阴血，每多血枯血少，易致血瘀内生，故临床上常在本方基础上，加用当归、白芍活血养血，为"归芍左归饮"。如患者热象明显，火热炼血成瘀，以致经闭，可加用丹参、赤芍。此外，如患者阴气亏损明显，津液不足，无以充盈脏腑，症见口干、心烦、便干等，应加用沙参、麦冬、白芍补充阴液。

（三）右归饮

组成：熟地、山药、山茱萸、枸杞、炙甘草、杜仲、肉桂、附子。

本方即左归饮去茯苓，加杜仲、肉桂、附子而成。此两方，一补肾阴，一补肾阳，故以左右名之。若妇女肾阳虚弱，以致痛经、月经后期、月经量少、经闭、不孕等症，临床上可选用右归饮加减。若肾阳虚弱，寒邪外袭，客于胞宫，以致经脉不通而痛经，可加吴茱萸、花椒、当归以温经散寒、活血止痛。若肾阳虚弱，无以温煦经脉，无以化生精血，以致月经后期量少甚至经闭，可加菟丝子、巴戟天、当归、白芍滋补肝肾而益精血，加丹参、鸡血藤活血养血通经。若妇女肾阳不足，无以化生阴精，无以温煦胞宫，以致精血衰少、胞脉凝涩，因而久不受孕，可加覆盆子、菟丝子、沙苑子补肾填精，加当归、川芎、赤芍、丹参活血利胞。

（四）左归丸

组成：熟地、山药、枸杞、山茱萸、牛膝、菟丝子、鹿角胶、龟甲胶。

本方即左归饮去炙甘草、茯苓，加牛膝、菟丝子、鹿角胶、龟甲胶。本方为久病肾中真阴亏损之人所设，故专以补益药物制成丸药以久服缓缓图功，现今临床多改丸作汤，用以治疗纯虚无邪之虚损疾患。方中熟地、山药、枸杞、山茱萸、菟丝子均为一派补阴药物，辅以牛膝降虚火，龟甲胶滋阴潜阳，鹿角胶补阳以求阴。肝肾同源，精血互充，本方尤宜于精血衰少之女性，可用于治疗月经量少、经闭、不孕等症。如患者兼有血瘀表现，可加用丹参、鸡血藤、当归、白芍以养血活血。如患者兼有血热表现，可加用麦冬、女贞子、赤芍。如患者兼有脾胃虚弱表现，可加用党参、白术、陈皮健脾益气。如患者兼有气郁表现，宜先服疏肝解郁药物数剂再用此方。如患者痰湿表现明显，则不宜服用此纯补之剂。

（五）右归丸

组成：熟地、山药、山茱萸、枸杞、鹿角胶、菟丝子、杜仲、当归、肉桂、附子。

本方即左归丸去牛膝、龟甲胶，加杜仲、当归、肉桂、附子。本方与左归丸互相补充，前者治疗阴虚为主的患者，后者则治疗阳虚为主的患者。其适应症有月经量少、经闭、不孕等，其加减方法也与左归丸大致相同。如患者兼有寒邪表现，可加用干姜、小茴香、花椒等温通之品。如患者兼有湿邪表现，可加用苍术、陈皮、砂仁等芳香之品。

（六）归肾丸

组成：熟地、山药、山茱萸、茯苓、当归、枸杞、杜仲、菟丝子。

本方乃右归丸去肉桂、附子、鹿角胶，加茯苓而成。本方作用平和，阴阳双补，尤宜久服。本方尤其适用于妇女症见腰膝酸软、倦怠乏力等肾精亏虚表现，无明显阴阳偏颇，而月经又无异常，但久不受孕者。此类妇女病机单纯，故用药宜平补，可选用本方加桑寄生、党参、白术以补益脾肾。若妇女服用本方后已经受孕，继续服之可固护胎元，而无过寒过热之弊。

（七）补阴益气煎

组成：人参、当归、山药、熟地、陈皮、炙甘草、升麻、柴胡。

本方是补中益气汤的变方，妇女如气虚不能摄血，则血液妄行，发为月经过多，甚至漏下、血崩、血脱。本方人参、炙甘草益气摄血，升麻、柴胡升举元气，若再加上黄芪，则为举元煎，能益气升阳摄血。如患者病情急骤，宜选举元煎，重用参芪以救治之。如患者病情相对较缓，可选此方。因为患者失血日久，阴血亏损，方中当归、熟地能补血养血，而患者气虚为本，归、地滋腻之品恐不能运化，故有山药、陈皮健脾胃以助运化。

六、多囊卵巢综合征的中医辨治①

多囊卵巢综合征（PCOS）是妇科疑难病之一，杨大坚教授认为本病以肝肾为本，以痰湿瘀阻为标，临证以调肝补肾、祛湿化瘀的方法治疗本病，根据月经周期调整用药，多可取得满意疗效。

多囊卵巢综合征是以持续性无排卵、高雄性激素或胰岛素抵抗为特征的内分泌紊乱症候群，临床上以月经稀少、不孕、肥胖、多毛、痤疮、黑棘皮症等为特征。本病在生育期妇女中的发病率为5%～10%，在无排卵的不孕症患者中占50%～70%。中医古代文献中无"多囊卵巢综合征"一病的记载，目前中医界学者认为此病归属于中医的"月经后期""不孕""崩漏"等范畴。现将杨大坚教授对本病的中医认识及治疗经验介绍如下。

（一）病因病机

1. 病位在肝肾

《傅青主女科》云"经水出诸肾"，且《素问·上古天真论》说"二七而天癸至，任脉通，太冲脉盛，月事以时下，故有子"，说明月经的原始物质基础来源于肾，月经的产生及调节有赖于肾气的充盛、天癸的成熟及冲任二脉的功能正常，即月经正常与否与"肾气—天癸—冲任—胞宫"轴的功能密切相

---

① 本部分由甘斌整理。

关，也说明只有月经正常的女性才可孕育成胎。若肾虚，经水无源，天癸不至，则"冲不盛，任不通"，诸经之血不能汇集冲任，血海不能按时满，则月经后期、月经过少、闭经；肾气虚无以载胎，肾阴虚无以养胎，肾阳虚无以温胎，即成胎孕，极易发生胎动不安、堕胎之征。现代医学则认为月经受"下丘脑—垂体—卵巢—子宫"轴的调节，而中医认为"肾主骨生髓""脑为髓海"，说明中医之"肾气—天癸—冲任—胞宫"轴与现代医学的"下丘脑—垂体—卵巢—子宫"轴是相互对应的。现代研究表明，补肾中药可能通过对下丘脑 GnRH 及其相关神经递质去甲肾上腺素、多巴胺和 NPY 的合成与释放的调节作用，调整"下丘脑—垂体"的促性腺机能。说明肾虚与"下丘脑—垂体"的促性腺机能异常是密切相关的。肝肾同源，肾虚则肝藏血、主疏泄的功能异常；肾水亏虚，水土乘克失常，日久伤及脾土，则致脾虚。又女子以肝为先天之本、脾为后天之本；肝不藏血，冲任气血蓄溢无常；肝郁不疏，气血运行不畅，气滞血瘀；脾虚则气血生化之源匮乏，冲任气血虚少，血海不能满溢；二者功能失常皆可致月经后期、闭经、不孕等症。

2. 痰湿瘀阻为标

《景岳全书·痰饮》指出，"肾主水，水泛亦为痰……而痰之本无不在肾"，《医宗必读》有云"脾为生痰之源"，故肾为生痰之本，脾为生痰之源，肾主水，脾主湿，肾虚水液输布及排泄功能异常，脾虚水湿不运，水聚成痰，痰阻气机，气滞血瘀，致痰气瘀阻滞。又肝郁气滞，滞而成瘀，阻碍脾肾运化输布水液，聚而成痰，加重气滞血瘀，痰气瘀三者互为因果，形成恶性循环，以致月经失调、闭经、不孕。《傅青主女科》认为："肥胖之妇，内肉必满，遮隔子宫，不能受精，此必然之势也。"《诸病源候论》引养生方说"月水未绝……令月水不节，内生积聚，令绝子"。说明痰湿瘀阻滞是妇人月经不调、不孕的重要原因之一。

（二）治疗经验

1. 标本同治

本病以肝肾为本、痰湿瘀滞为标，故治疗此病应以补肾化痰、活血调经为法，兼顾疏肝行气、健脾化痰。基本方：熟地黄、当归、川芎、鸡血藤、茯苓、白术、陈皮、法半夏、淫羊藿、巴戟天、柴胡、山楂各 15 g，枸杞子、白芍、菟丝子各 20 g，甘草 10 g。方中枸杞子、菟丝子、淫羊藿、巴戟天温补肾中阴阳，取其"阴中求阳""阳中求阴"之功；四物汤有养血、调血、理血之效，酌加鸡血藤增强四物汤之养血活血之功；茯苓、白术、陈皮、法半夏为二陈汤，功用燥湿化痰、理气和中，且四物汤可促进血液循环，加快水液流动，从而促进水液代谢，减少痰湿停滞；柴胡疏肝理气；山楂消食祛痰，兼活血、祛瘀生新之功；甘草调和诸药，全方共奏补肾化痰、活血调经之效，兼有疏肝理气、健脾化湿之功。

2. 按月经周期用药

经前期阳长阴消，以补肾养血为要，在基本方基础上加龟板、鹿角霜等以增强滋肾阴补肾阳之效。月经期重阳转阴，治以活血调经为主，在基本方基础上加桃仁、红花、牛膝等，取桃红四物汤增强活血调经之功；牛膝有引血下行之效，共促月经来潮。月经后期阴长阳消，治疗重点在于养阴，用药以滋阴养血为重，在基本方的基础上加杜仲、川续断等补肾填精养阴之品。经间期重阴必阳，治以补肾行气为要，以促进排卵，在基本方基础上加香附、枳壳、芜蔚子等以疏肝行气、活血调经、促进排卵。

3. 必要时配合西药治疗

因 PCOS 病势缠绵，中医药治疗见效较慢。若患者服用中药 2～3 月仍月经未潮，则给予黄体酮撤退出血，以防止子宫内膜长期受雌激素刺激而发生癌变。若患者兼有高胰岛素血症，应同时联合内分泌科治疗，以达到更好的治疗效果。对睾酮较高或急于要求妊娠者，亦可使用口服避孕药如达英－35 或联合促排卵药物如克罗米芬、绒毛膜促性腺素等治疗，以降低睾酮，解除其抑制排卵的作用。但促排卵药物亦可引起卵巢过度激惹症状，应谨慎使用。

七、精液不化症的虚实论治①

在不育夫妇中，50% 的不育症夫妇发现男子存在精液参数的异常，精液不液化是男性不育的常见病因，国外文献报道其发生率在 2.51%～42.65% 之间。世界卫生组织（WHO）规定，新鲜离体精液标本应该在室温下 60 min 内发生液化，若超过 60 min 仍未液化或仍含有不液化的凝集块，称为精液不液化。精液凝固不化，会减缓或抑制精液的正常运动，精子不能通过宫颈与卵子结合而致不育。杨大坚教授认为，男性精液不液化导致的不育多为虚实夹杂、本虚标实，脾肾亏虚为发病之本，湿、热、瘀血、阴虚火旺是发病之标。现将杨大坚教授学术思想总结如下。

---

① 本部分由甘斌整理。

（一）病因病机

1. 脾肾亏虚为发病之本

脾为后天之本，脾主运化，可以把饮食水谷转化为水谷精微和津液，并将其吸收、转输到全身各脏腑。脾气亏虚，运化水液的功能障碍，体内津液代谢失常产生痰饮水湿。痰湿阻滞精室络脉，导致精液黏稠，精液不能完全液化。肾为先天之本，主生殖。《素问·六节藏象论》中提到"肾者，主蛰，封藏之本，精之处也"。《素问·上古天真论》说男子"二八肾气盛，精气溢泻，阴阳和，故能有子"。任何原因引起的不育均与肾精不足密切相关。肾藏精，中医学的肾精包括先天之精和后天之精。出生之后，"后天之精"依靠"先天之精"的推动，脾才能不断化生气血津液，营养脏腑经络形体官窍。《素问·逆调论》说："肾者水藏，主津液。"肾精化肾气，脾气运化水液，离不开肾阳的温煦激发及肾阴的凉润调控。气是津液运行的动力。若肾气亏虚，就不能推动津液的运行，津液停滞化为痰饮水湿，痰湿积聚精室络脉，脉络不通导致精液不液化。肾阳亏虚，不能温化精液，精寒而凝固不化。况且精液的液化有赖于阳气的气化，肾气充盛，可促使精液液化，若脾肾阳气亏虚，精液则不能完全液化。

2. 湿热瘀阻、阴虚火旺为发病之标

《素问·经脉别论》中提到津液的正常代谢："饮入于胃，游溢精气，上输于脾。脾气散精，上归于肺，通调水道，下输膀胱。"水饮首先进入胃肠，经胃肠吸收的水液，经脾气的转输作用上输于肺，再通过肺气的宣发和肃降运动、肾的温煦气化布散全身。津液的输布与脾、肺、肾、三焦均有关，但脾胃为津液代谢的中枢环节。

随着现代人工作节奏的加快、生活方式的转变，许多人经常暴饮暴食，过食肥甘厚腻辛辣之品，贪凉饮冷，滋生痰湿，湿为阴邪，致脾阳受损，湿阻中焦，困遏脾阳，脾失健运不能运化内湿，湿邪凝聚成痰，郁久化热，湿热瘀阻，阻滞精室络脉，日久伤阴，阴虚火旺，引发精液不液化。周学海在《读医随笔》中认为："六淫之邪，亢甚皆见火化，郁甚皆见湿化，郁极则由湿而转见燥化。"叶桂《临证指南医案》云："阴水素亏，酒食水谷之湿下坠，阴弱不能包涵所致。"

（二）治疗

1．健运脾胃以固本

精液属于阴津之类，精液不液化多由脾虚不能运化津液，津液代谢异常，影响到精室络脉的运行导致。《素问·太阴阳明论》中提到"脾者土也，治中央，常以四时长四藏……土者生万物而法天地"。金元时期著名医家李东垣在《脾胃论》中提到："治病者，必先顾脾胃勇怯，脾胃无虚，诸可无虚。"湿邪是导致精液不液化的重要因素之一。

脾胃为气机升降的枢纽，气血生化之源。脾虚多夹湿，湿邪常困脾。对于脾虚症状明显的患者，在清热化湿的同时应益气健脾。临床遇到精液常规提示不液化，自述近期乏力，精力、体力下降，注意力不集中，稍活动则汗出，或汗出恶风，胃脘不适，渴喜热饮的不育患者，常采用五子衍宗丸合补中益气汤加减治疗，可获良效。五子衍宗丸选用枸杞子、菟丝子、覆盆子、五味子、车前子调阴阳，补肾益精。方中枸杞子性味甘平无毒，可补肝肾、抗衰老，有效成分为枸杞多糖，具有免疫调节、提高生殖力等作用，通过调节免疫、保持机体活力，增加孕育机会。补中益气汤重用生黄芪，味甘微温，入脾、肺经，补益中气，升阳固表；白术健脾益气，助黄芪加强固表之力；防风可散在表之风邪，升麻引阳明清气上升，柴胡引少阳清气上升。湿邪较重者，常加入藿香、佩兰芳香化湿。诸药合用，湿邪去，脾阳健。

此外，杨大坚教授在临床处方上常重用麦芽。《本草备要》中指出，麦芽咸温，能助胃气上行，而资健运，补脾和中，散结祛痰。现代药理研究证实，大剂量麦芽可抑制泌乳素分泌。本药尤其适用于精液不液化伴高泌乳素血症的不育患者。

2．清利湿热以治标

湿为阴邪，其性重浊黏腻，热为阳邪，易伤阴液，湿热互结，病势缠绵，湿热下注，精室络脉不通，导致精液黏稠不化。临床见患者口干口苦，大便干或者黏，小便黄，舌红苔黄脉滑，应清利湿热为先，邪去才可扶正。

3．疏肝补肾、活血化瘀，贯穿始终

肝主疏泄，调畅气机。肝为"刚脏"，生理特性是主升主动，喜条达而恶抑郁。肝气失调则气血运行失常。此外，人类的生殖能力与肾精、肾气密切相关。肾精不足，则肾气亏虚，生殖能力减退。男子精液的贮藏与排泄，是肝肾二气的闭藏与疏泄作用相互协调的结果。肝郁可导致肾虚，肾虚可加重肝郁。不育夫妻双方承受着来自长辈过分期望带来的压力，难免会滋生不良情绪，引

发肝气郁滞。若肝失疏泄，肝郁引发肾虚，则精液运行不畅，易导致精液黏稠不化。当今男人多郁症，心理障碍者司空见惯，故常有从心（脑）从肝（胆）论治者。在药物治疗的同时，注重心理疏导，并要求患者配偶合作，以收相得益彰之效。随着现代人生活、工作方式的改变及饮食结构的调整，男性不育症合并血瘀病机越来越多，临床上要辨证分析，明确血瘀病机的存在，适当使用活血化瘀中药。这类证型的患者常表现为舌暗，边有瘀斑，脉弦。肾虚血瘀的精液不液化的患者，常在补肾药中加入水蛭、丹参、王不留行等活血药，可收获奇效。

现代研究表明精液不液化与血液黏稠度增高有关，而活血化瘀药可降低血液黏稠度，改善组织供血和循环，减少炎症反应和水肿，减少局部炎症的渗出，抑制纤维增生，促进腺组织的软化和缩小，增加腺体的分泌，从而可以促进精液液化。水蛭唾液中含有水蛭素，具有较强的抗凝、纤溶、抗栓降脂作用，能降低血液黏度，扩张外周血管和毛细血管，解除小动脉痉挛。

（三）专病专方

综上所述，杨大坚教授自创了液化一方、液化二方、液化三方及滋阴液化汤等经验方，现附录于下：

1. 液化一方

败酱草 30 g、赤芍 15 g、丹参 30 g、淡竹叶 10 g、公英 30 g、龟板（先煎）15 g、麦冬 30 g、麦芽 15 g、牡蛎 30 g、山楂肉 30 g、生地 30 g、天花粉 30 g、玄参 15 g。用于湿热并重型，症见：口苦口黏，舌质红，苔黄腻，脉弦滑。

2. 液化二方

水蛭粉 5 g、白芥子 10 g、败酱草 30 g、苍术 10 g、车前子 15 g、公英 30 g、黄柏 15 g、麦芽 15 g、山楂肉 30 g、云苓 15 g、浙贝 30 g。用于湿重于热型，症见：形体肥胖，大便溏薄，舌淡胖有齿印，脉滑。

3. 液化三方

败酱草 30 g、车前草 30 g、赤芍 20 g、丹参 30 g、牡蛎 30 g（先煎）、石膏 30 g（先煎）、水蛭 10 g、天花粉 30 g、浙贝 20 g。用于热重于湿型，症见：咽痛，痤疮，大便干结，舌质红，苔黄燥，脉滑数。

4. 滋阴液化汤

丹皮 10 g、甘草 10 g、龟板 20 g（先煎）、黄柏 10 g、山萸肉 10 g、山栀 10 g、熟地 10 g、酸枣仁 10 g、乌梅 10 g、泽泻 10 g、知母 10 g。用于阴虚火

旺型，症见腰酸痛、睡眠差、性欲亢进、舌嫩红、苔少、脉沉细数。

八、辨治痛经的中医经验①

痛经主要是指妇女在经前、经中、经后发生腹痛及其他不适，以致影响工作和生活，需经医治者。痛经的确切病因至今尚不明确，没有具体理论能全面解释此综合征。不同的患者病因可能多不同。目前考虑多与精神因素及体内大量前列腺素分泌有关。

痛经分为原发和继发两类。原发性痛经多数为功能性原因，少数为器质性原因；而继发性痛经多数为器质性原因，少数为功能性原因。器质性原因多见于子宫内膜异位症、子宫腺肌症、盆腔炎、子宫肌瘤。原发性痛经有以下常见特点：

（1）青少年未婚女性易发，以往经期有类似发作。

（2）疼痛发生时间与月经的关系：原发性痛经常发生在月经初潮后不久的未婚未育的年轻女性，月经来潮前数小时即感疼痛，月经的第1～2天内加重，经量增多后症状逐渐消失。

（3）疼痛的性质：常为下腹绞痛、下坠感并向肛门及腰骶部放射，有时合并恶心、呕吐、腹泻等消化道症状，严重者脸色发白、出冷汗、全身无力、四肢厥冷甚至虚脱。

中医中无仔细区分原发性及继发性痛经，中医痛经主要病因与外感病邪、饮食不慎、体弱虚损有关，导致冲任、胞宫气血运行不畅，不通则痛，或冲任、胞宫失于濡养，不荣则痛；因于实则间有寒凝血瘀、气滞血瘀、湿热瘀阻等，因于虚则见有气血不足、肝肾不足等。中医辨治痛经，多根据寒热虚实辨证进行分期论治：实证者至少在经前1周内进行中药内服，可适当中药外治法，经期根据情况也可服药；虚证者月经前后均需要调理，经期根据情况也可服药。

如果痛经属寒证，有受寒史，或者经行错后，经色黯淡或夹有血块，经行时少腹疼痛，唇面发青，汗出肢体冷，严重者出现呕吐，舌淡胖，脉弦紧，应用温经散寒之法，实证宜用五积散，虚症者可用《金匮要略》温经汤。温经汤有温经散寒、调经补血之功，凡血分虚寒而经血不调者，皆可用以治疗。常用药物剂量如下：吴茱萸9g、当归6g、川芎6g、白芍9g、党参9g、桂枝

---

① 本部分由区淑妍整理。

9 g、阿胶（烊化）6 g、丹皮9 g、生姜6 g、甘草5 g、麦冬9 g、半夏6 g。方中以吴茱萸辛热温中，暖冲脉，祛里急，善治下腹疼痛为主药。辅以当归、白芍养血调血；川芎为血中气药，行血活瘀；人参补脾肺之气，以助生化气血；桂枝温经通脉，配白芍能调和营卫、缓急定痛，配吴茱萸温经散寒。又以丹皮泻血中伏火，通脉祛瘀；麦冬清心除烦，合白芍、丹皮制吴茱萸之温燥；阿胶养肝滋肾，止血祛瘀；半夏和胃健脾下逆气，止呕烦；甘草补脾胃，泻心火，共为佐药。以生姜辛温行阳、宣行经络，为使药。若患者血块多色黯，可加益母草30 g、生山楂20 g活血化瘀。

若痛经属热证，经行时或经前小腹疼痛明显，伴有乳房胀痛、心烦、入睡困难，舌红苔黄，脉弦数等热象，可用《傅青主女科》中的宣郁通经汤。宣郁通经汤功有养血活血，清肝经郁火，处方：白芍15 g、当归15 g、丹皮15 g、栀子10 g、白芥子6 g、柴胡3 g、香附3 g、黄芩3 g、生甘草3 g、郁金3 g。该方对比逍遥散减少了白术、茯苓等健脾之品，轻用柴胡、黄芩、香附疏肝解郁，重用白芍、当归养血调血，丹皮、郁金清泻肝经郁火，白芥子以利气散结以止痛，一般不过多应用，恐其辛燥劫阴助郁火。若患者乳房肿痛明显，可加绿萼梅10 g理气消胀；若下腹疼痛明显，可加川楝子10 g、延胡索10 g理气止痛；若血块明显，可加三棱10 g、莪术10 g活血化瘀止痛。

若患者属于虚寒体质肥胖的，平素白带量多，质地稀，或伴有腹泻、小便频多色清长者，多为痰湿郁滞、经行不畅致少腹疼痛，若痰湿程度轻者可用五积散。五积散出自《仙授理伤续断秘方》，汪昂称其为"解表温中除湿之剂，去痰消痞调经之方"，本方主治气、血、饮、食、痰五种病邪的郁积，因此以五积散命名。临床常用剂量：生麻黄10 g、肉桂10 g、甘草5 g、苍术30 g、厚朴10 g、姜制半夏10 g、陈皮15 g、枳壳15 g、茯苓10 g、桔梗15 g、白芷10 g、当归10 g、川芎10 g、白芍10 g、干姜10 g。本方重用苍术以为君药，辅以麻姜为臣药，苍术气味苦温辛烈，苦燥能燥湿理气健脾，辛烈有助于发汗，麻黄辛温，协助苍术发汗解表，理气散滞止痛，干姜辛热，入脾胃之经，能温中驱寒，助苍术温散寒湿；半夏、陈皮、茯苓、厚朴、枳壳利气、祛湿、除满，当归、芍药、川芎引诸药入血分，以除血分之寒湿，有活血止痛之功，炙甘草调和诸药。本方须重用苍术方可有明显的散寒祛湿效果，若恐辛温，可将生麻黄改成蜜炙麻黄，若患者为饮食生冷或感受寒邪而致的痛经，本方治疗效果明显。寒性痛经，若出现怕冷、腰膝疼痛等肾阳虚症状，可用附子汤合当归芍药散加减。当归芍药散出自《金匮要略》，原主治妇人怀孕腹中痛及妇人腹中诸痛，常用药物及其剂量：当归10 g、白芍15～30 g、川芎10 g、茯苓

15 g、泽泻 15 g、白术 15 g；方中当归、川芎养血，白芍缓解止痛，茯苓、白术泽泻祛湿，常用于水湿瘀滞的痛经。附子汤出自《伤寒论》，有温经散寒之功，主要用于阳虚寒湿内侵所致的疾病，药用：熟附子 10 g、茯苓 10 g、人参 5 g、白术 10 g、生白芍 10 g；其中附子益火壮元阳，温经散寒；人参大补元气，生化气血，附子汤合当归芍药汤合用温寒化湿止痛，若患者白带量大质稀，可加鹿角霜 10 g 温化寒湿以止带。

若患者属于气血亏虚，多有经行或经后少腹疼痛，月经量少、色黯，月经淋漓难净者，常用益气养血、温经止痛之法，可用人参养荣汤加减，月经干净后仍用该方服用数月以善后。人参养荣汤出自《三因方》，凡气血不足者均可用本方进行加减，本方由八珍汤加减化裁而来：人参 15 g、白术 15 g、炙甘草 15 g、白芍 15 g、当归 15 g、陈皮 15 g、黄芪 15 g、肉桂 5 g、熟地黄 10 g、五味子 10 g、茯苓 10 g、远志 6 g、生姜 10 g、大枣 5 枚。内含黄芪、人参、茯苓、白术、炙甘草调中健脾益气，白芍、当归、熟地黄养血和血，陈皮理气以防诸药呆腻，五味子、远志增宁心安神之功，肉桂鼓舞气血生长。该方用于经前则可去五味子以减少其收敛月经，可加益母草 15 g、川牛膝 15 g 通经活血；若遇患者为月经难净的，可在经期第五天开始调整药方，原方去熟地、当归，加山萸肉 20 g、血余炭 15 g、续断炭 15 g 以固经止血；待月经干净后，可继续服用原方养生气血。

第二节　肺病治验

一、咳嗽的中医辨治经验[①]

肺为"娇脏"，外合皮毛，内为五脏之华盖，主气司呼吸，易受内外之邪侵袭，肺脏功能失调是咳嗽发生的根本。《医学三字经·咳嗽》云："来之客气，客气干之则呛而咳矣，只受得脏腑之清气，受不得脏腑之病气，病气干之亦呛而咳矣。"总的来说，咳嗽的病机是肺脏感受外邪，引起气机升降失调，而导致咳嗽；或者是因为其他脏腑的病证波及于肺，引起肺的气机失调致咳；

---

① 本部分由陈碧玉整理。

或者咳嗽迁延不愈，损害其他脏腑功能，出现不同脏腑的咳嗽。不同原因引起的咳嗽有不同的特点，外感邪气所致的咳嗽，有外感咳嗽的特点；五脏六腑的咳嗽大多是由于外感咳嗽治疗未愈，波及其他脏腑功能所致，或是由于脏腑的病变影响到肺的气机升降失常，这些是内伤咳嗽。明代张景岳在《景岳全书卷十九咳嗽》中云："咳嗽之要，止惟二证。何为二证？一曰外感，一曰内伤而尽之矣。……咳证虽多，无非肺病；而肺之为病，亦无非此二者而已。"张景岳提出了咳嗽分为外感、内伤两大纲领，抓住了病证的阴阳属性，所以，后世很多医家以此为法。

（一）外邪袭肺

风、寒、暑、湿、燥、火六淫邪气，从口鼻皮毛而入，内舍于肺，肺气被束，失于肃降，则出现咳嗽。外来之邪犯肺，无论是风寒暑湿燥火，还是疫毒病邪，造成的咳嗽只有证候上的不同，其根本还是属于外感咳嗽。金张子和在《儒门事亲》中云："岂知六气皆能咳，若谓咳止为寒邪，何以岁火太过，炎暑流行，金肺受邪，民病咳嗽……若此之类，皆生于火与热也，岂可专于寒乎。"可见，不单寒邪致咳，六气皆令人咳。清喻嘉言在《医门法律·咳嗽续论》中指出："六气主病，风、火、热、湿、燥、寒，皆能乘肺，皆足致咳。"由于四时主气不同，因而人体所感受的致病外邪亦有区别。风邪致咳比较常见，气候异常、风中于肺可出现咳嗽，《礼记》中记载："季夏行春令，则谷实落，国多风咳。"《素问·风论》曰："以秋庚辛中于邪者，为肺风"，"肺风之状，多汗恶风，色皏然白，时咳"。东汉张仲景《金匮要略·肺痿肺痈咳嗽上气病脉证治第七》云："风舍于肺，其人则咳。"隋巢元方《诸病源候论·金疮咳候》曰："风邪中于肺，故咳也。""风为百病之长"，风邪乃六淫之首，风邪可单独犯肺，也可携其他外邪侵袭人体，所以外感咳嗽常见风寒、风热、风燥之证。《内经·咳论》云："人与天地相参，故五脏各以治时。感以寒则受病，微则为咳。"认为寒邪是引起咳嗽的主要邪气。张仲景也认为"外感之嗽，无论四时皆因于寒邪"，隋朝的巢元方也指出，"肺感于寒，微者则成咳嗽"。刘完素在《素问》中指出"寒暑燥湿风火六气皆令人咳，唯湿病痰饮入胃留之而不行，此入于肺则为咳嗽。假令湿在于心经谓之热痰；湿在于脾经谓之风痰；湿在于肺经谓之气痰；湿在于肾经谓之寒痰"。《素问·阴阳应象大论》指出"秋伤于湿，冬生咳嗽"。秋多雨湿，人伤受湿，至冬寒并伤肺，故产生咳嗽。元王海藏《此事难知》设有专篇《秋伤于湿，冬必咳嗽论》《湿气所伤论》阐发"秋伤于湿，冬伤咳嗽""秋伤于湿，上逆而咳"的经义。燥邪致咳的病机在《素问·六元正纪大论》中有论曰:"金郁之发……燥气以行……金乃有声,故民病咳逆。"《素问·气交变大论》云:"岁金太过,燥气流行……其则喘咳逆气。"指出气候反常、燥气太过可导致咳嗽。清喻昌《医门法律·秋燥论》对于燥的病机及其伤肺为病而致咳嗽的证治,多有发挥,提出"秋伤于燥,冬生咳嗽"的见解。火邪、暑邪过极,伤及于肺,亦会咳嗽,《素问·气交变大论》云:"岁火太过,炎暑流行,肺金受邪,民病疟,少气咳喘。"元朱丹溪《丹溪心法附余》亦曰:"肺金也,受火邪,气从火化,有升无降,为嗽为喘。"杨大坚教授认为外感六淫邪气所致咳嗽通常为急性咳嗽,若治疗及时可以痊愈,若素体虚弱,加之邪气太甚,则外邪易循经入里,耗伤肺气,留伏于内,转变为慢性咳嗽。

(二) 内邪干肺

内伤咳嗽原因有二:其一是脏腑本身的气机失调,影响到肺的气机升降失调,引起咳嗽;其二是外感咳嗽迁延反复,外邪入里,影响到其他的脏腑功能,故见咳嗽经久不愈。不管是什么原因引起的咳嗽,通常会出现一个或数个脏腑的功能失常。不同脏腑损伤气机的不同,表现出来的证候类别也不一样。在临床上常见的慢性咳嗽、久咳,都属于内伤咳嗽的范畴。

对于内生之邪所致咳嗽,古人非常重视痰饮和瘀血咳嗽。《金匮要略·痰饮咳嗽病脉证并治第十二》曰:"久咳数岁……其人本有支饮在胸中故也,治属饮家。"唐王焘《外台秘要·伤寒春冬咳嗽方三首》云:"邪热客于肺也,上焦有热,其人必饮水,水停心下,则肺为之浮,肺主于咳,水气乘之故咳嗽。"宋代《圣济总录·伤寒咳嗽》曰:"论曰伤寒咳嗽者,寒气留客于肺也,肺虚受寒,微则为咳嗽。然又有邪热客于上焦,其人必饮水,水停心下,水气乘肺而咳嗽者,当熟察之。"清喻昌在《医门法律·咳嗽门·咳嗽续论》中指出:"盖众嗽必因之痰饮,而五饮之中,独膈上支饮,最为咳嗽根底。"清陈修园在《时方妙用·咳嗽》中谓:"(咳嗽)实者,外感风寒而发;虚者,内伤元气而生;总不离乎水饮。"肺主肃降,通调水道,胃主受纳,化生津液,二者又共同主司津液的生成与输布,然痰湿的形成,多因气与水湿,胃为化源,肺主布津,若胃能和降而不上逆,肺气自可通调肃降水津,反之,胃失和降,则肺不布津,必致水湿停滞胃中而为痰为饮,复可上逆壅肺而为咳变。上述各家均论述了痰饮致咳的机理。清唐容川在《血证论·咳嗽》中云:"又有瘀血作咳,其证咳逆倚息不得卧,与水饮冲肺之证相似。盖人身气道,不可有塞滞,内有瘀血,则阻碍气道,不得升降,是以壅而为咳……卧则瘀血翻转……是以倚息不得卧也。若仍照水饮冲肺，用葶苈大枣汤，是得治饮之法，而未得治瘀之法矣。须知痰水之壅，由瘀血使然，但去瘀血，则痰水自消……"论述了瘀血和咳嗽的关系。情志失调，肝气不畅，气郁化火，木火刑金也是导致咳嗽的一大病因。明戴思恭在《证治要诀》中谓："七情饥饱，内有所伤，则邪气上逆，肺为气出入之道，故五脏之邪上蒸于肺而为咳，此自内而发者也。"清吴澄在《不居集·七情伤感嗽》中云："七情伤感，无非伤动脏腑正气，致邪上逆，结成痰涎，肺道不利，发为咳嗽。"

（三）饮食内伤

早在《内经》就已经有了胃咳的说法："胃咳之状，咳而呕，其症为咳，其因在胃。胃咳之人痰浊较重，加之寒温不适，过食油腻、酒浆，日久生湿生痰，痰浊壅滞于胃，使胃失通降，气逆不顺，咽喉门户闭塞不畅，波及于肺，使肺失宣降，肺气上逆而咳。"饮食不节，饥饱失常，过食生冷、嗜酒、肥甘、辛辣均可损伤脾胃，传变于肺，导致肺失宣降而出现咳嗽。《素问·咳论》曰："其寒饮食入胃，从肺脉上至于肺，则肺寒，肺寒则外内合邪，因而客之，则为肺咳。"张仲景曰："肺脉起于中焦，循胃口，上膈属肺，故胃中饮食之寒，从肺脉上于肺。"隋巢元方在《诸病源候论·虚劳候》中曰："形寒寒饮伤肺，肺伤，少气，咳嗽鼻鸣。"唐孙思邈在《备急千金要方》中曰："饮冷食寒，因之而咳，谓之寒咳。"明李挺在《医学入门》中云："食咳，因食积生痰，痰气冲胸腹满……"清汪昂在《医方集解》中也指出："过饮则脾湿，多食油腻之物皆能生痰，壅于胸膈，故满闷，五更咳嗽，由胃有食积，至此时火气流入肺中，故嗽。"《医碥·杂症·咳嗽》谓："脾胃先虚，不能制水，水泛为痰，乘肺而嗽"；又有"初虽心火刑金，因服寒凉伤脾，脾虚而嗽"。清唐容川在《血证论·食复》中云："伤饮食，则中宫壅滞，气与火不得顺利，上冲于肺，则为咳嗽。"陈修园云："盖胃中水谷之气，不能如雾上蒸于肺而转输诸脏，只是留积胃中，随热气而化为痰，随寒气而化为饮，而胃中既为痰饮所滞，而输肺之气亦必不清而为诸咳之患矣。"可见饮食不节或不慎均可引起咳嗽。胃既是水谷之海，又为生气之源，乃五脏六腑之大主，而肺主气，司呼吸，肺胃在经脉上有相连，胃为气之源，肺为气之枢，肺胃两者配合才有气的生成和输布。脾、胃两者居于中宫属土，是一身的化源，肺属金，土生金，脾胃输布精微来养肺，所以说，无胃则气无由，肺也就失其所主。胃以通降为和，肺以肃降为顺，两者都以降为本。如果胃的气机出现阻滞，失于通降，就可以连累到肺气，直接影响到肺主宣发肃降和主治节的功能而出现肺失宣降、肺气郁滞等各种病证。肺气又以上逆为多见，肺脏出现病变，常常见到咳逆喘气。同时胃是六腑之一，六腑者，传化物而不藏，六腑以降为和、以通为顺，一旦肺气失于宣降，就会影响胃气的和降，导致肺胃气逆之候。可见肺和胃在经脉上有相连，如果感受邪气就容易互传；如果肺胃失于肃降，布津无力，常可聚湿生痰。肺、胃都化源于胃，容易内外合邪而病。以上都说明了咳嗽不离肺胃的根本。如果胃中食积不化，导致胃气不降，腑气不通，也会使肺气不降更加严重；食滞时间长了，也容易郁而化热，热邪上蒸肺脏，又加重了肺热，邪热灼津为痰，导致痰浊犯肺。胃的运化水谷精微功能失职则不能降浊，浊邪上逆，又会导致肺气上逆而为咳；如果肺脏病变出现咳嗽，则会出现气机升降失常，影响到胃气上逆而出现呕吐。

（四）治疗原则

历代医家在咳嗽的治疗原则上积累了丰富的经验。一般而言，久咳多为内伤，而且大多为虚证，所以以补养为法，根据兼夹症的不同，又有具体的不同。其中具体治则主要如下：滋阴润肺，主要用于治疗肺阴虚证。如《景岳全书》："内伤之咳，阴病也。阴气受伤于内，故治宜甘平养阴，阴气复而嗽自愈也。然外感之病多有余，若实中有虚，则宜兼补以散之。内伤之病多不足，若虚中夹实，亦当兼清以润之。"化痰止咳，主要用于治疗痰湿蕴肺证。北宋刘完素在《河间六书·咳嗽论》中云："咳嗽者，治痰为先，治痰者下气为上。是以半夏、南星胜其痰，而咳嗽自安；枳壳、陈皮利其气，而痰自下。"内伤久咳不但要考虑到肺脏，还要想办法兼顾五脏，所以张仲景云："凡治内伤者，使不知治脏而单治肺，则真阴何由以复，阴不复而咳终不愈。"补气养血，用于治疗气血亏虚证，明王纶在《明医杂著》卷二《咳嗽》中云："久病便属虚属郁，气虚宜补气，血虚则补血，兼郁则开郁，滋之、润之、敛之，则治虚之法也。"明确指出了通过补养气血来治疗咳嗽的方法。敛肺止咳，用于肺气亏虚之久咳不已证。清喻昌在《医门法律》的咳嗽续论中有云："久咳宜收涩者，人参清肺汤，知声音不出，诃子散。"总而言之，外感咳嗽以邪实为主，治疗宜宣肺祛邪为主，内伤咳嗽邪实与正虚并存，治疗宜扶正补虚与祛邪止咳并用。

（五）具体治法

总结主要有以下几点：

（1）轻宣法：外感咳嗽，大多是由于外邪犯肺而起，此时邪气大多仍轻浅，治疗上多采取解表宣肺之法。历代关于轻宣法的方药有很多，其中麻黄汤主宣肺解表，首次运用辛温宣肺的方法，而银翘散则是辛凉宣肺解表的代表。

（2）清肺法：肺脏为娇脏，属金，畏火怕热，外邪犯肺，出现热咳症状，治疗上多采取清肺法，如桑菊饮清热宣肺止咳。

（3）清润法：燥邪容易伤肺，因肺脏属金，性本燥。秋天多为燥邪，如果在初秋时节，感受燥邪致病多为凉燥。如果正当秋季，感受的燥邪大多是温燥。还有久病或者大病耗液伤津，则表现为内燥。燥邪引起的咳嗽治疗上应该以润肺滋阴为主。其中杏苏散以温润止咳为主，桑杏汤以润燥止咳为主。

（4）降气法：肺气上逆才会导致咳嗽。葶苈大枣泻肺汤为此法的代表方药。

（5）收敛法：长期反复咳嗽，伤及正气，治疗应采取收敛肺气之法。值得注意的是，治疗咳嗽应用收敛法要掌握好时机，否则容易闭门留寇。

（6）温饮法：肺主皮毛，容易受到寒邪外袭，如果寒邪入里，脾肾阳虚，导致内生痰饮，上犯于肺出现咳嗽，此时要采用温化痰饮的方法治疗，如小青龙汤、苓桂术甘汤等都是此法的代表方剂。

（7）从胃治咳：《素问·咳论》曰"脾咳不已，则胃受之；胃咳之状，咳而呕，呕甚则长虫出"。对于《内经》所阐述的典型胃咳的治疗，《医宗必读》首次提出用乌梅丸治疗，针对"先安胃气"的治疗原则，《类证制裁》提出：异功散加川椒、乌梅。而清叶天士的《临证指南医案》则是将胃咳单独论治的。其胃阴虚者，"咳逆欲呕"，用沙参、麦冬、生扁豆、茯神、南枣、糯稻根须；胃热灼肺者，"伏邪久咳，胃虚呕食"。用麻杏石甘汤加半夏、薏苡仁；寒湿渍胃者，"脉沉短气，咳甚，呕吐饮食，便溏泄"，用小半夏汤加姜汁。此外，还有化痰法、理气法、调肝理肺法等法，在临证中也有广泛应用。

二、对慢性咳嗽的病机认识[①]

肺为"娇脏"，不耐寒热，易受邪气侵袭而引发咳嗽，此属外感咳嗽，常兼表证，病机为邪犯于肺，肺气上逆。多数学者认为，慢性咳嗽总属内伤咳嗽范畴，其病因病机更为复杂多变，外感六淫、饮食起居失常、失治误治，脏腑气机不利、脏腑内伤、祛邪不尽，风邪、寒饮等邪气内伏，复由六淫之邪及粉尘、异味等外邪引动于肺，肺气上逆，均可使咳嗽反复发作或加重，迁延不

---

① 本部分由甘斌整理。

愈。而在临床实践中，常常是外感和内伤兼夹，有外感迁延误治转为内伤，有内伤又外感六淫，内外合邪；久咳者不惟正虚，其中不乏有邪实者，即便是正气亏虚，也多兼邪气留恋。正如洪广祥所言："正虚邪实气机逆乱为慢性咳嗽全程病机。"

杨大坚教授认为，尽管慢性咳嗽病因复杂多变，但病机要素不外乎风、痰、火、虚四种。外感六淫、脏腑气机不利均可导致邪实，在慢性咳嗽发病过程中，风、痰、火为主要邪实要素，其他病理因素，例如寒、热、瘀等，均可以与风、痰、火兼夹或者由风、痰、火转化而来。邪实气机逆乱日久，又可造成甚至加重脏腑虚损。

(一) 风

风为六淫之首、百病之长，其他外邪多随风邪侵袭人体，或挟寒或挟热或挟湿，其中尤以风邪挟寒居多。张景岳说"六气皆令人咳，风寒为主"，《医学心悟》中亦载"咳嗽之原，多起于风寒……咳嗽之因，属风寒者十居其九"，主张采用止嗽散治疗"诸般咳嗽"。临床上许多风寒犯肺咳嗽，经治疗仍迁延难愈，实乃邪气阻结于内，不得透散也。仅用止嗽散其透散作用略显不足，须加用发散风寒药，即三拗汤。正如《金匮翼·咳嗽统论》云："咳嗽经年不愈，余无他症，服药无效者，得三拗汤恒愈。"此外，风热犯肺者以桑菊饮加减，风燥犯肺者以清燥救肺汤加减。若咳嗽日久，气分微热，胸闷微烦，心中懊恼不可名状者，予栀子豉汤清热除烦止咳。

(二) 痰

痰是咳嗽的病理产物，亦是与咳嗽最相关的病理因素，容易阻塞气机。《医门法律》云："咳嗽必因之痰饮，而五饮之中，膈上支饮，最为咳嗽根底。外邪入而合之，固嗽；即无外邪，而支饮渍入肺中，自足令人咳嗽不已。"此述足以阐述咳嗽与痰饮的密切关系。若咳嗽痰多色白，倦怠乏力，兼见胸闷气短，证为痰浊内盛，胸阳不振，则取《金匮要略·胸痹篇》瓜蒌薤白半夏汤通阳泄浊、豁痰宣痹；若痰浊郁而化热，兼见胸闷心烦，口干口苦，痰黄质黏者，可予小陷胸汤；若见口干喜冷饮，痰少而黏，大便困难者，则予千金苇茎汤清宣肺痹，清肠润下；稠痰，喉鸣且听诊为干啰音者，宜射干麻黄汤；稀稠混合痰，听诊为干湿啰音者，厚朴麻黄汤主之；痰胶黏难出，量多，咳逆倚息不得卧，如皂荚丸；痰黏质坚，黛蛤散治之。稀薄痰必使之稠化，当如《金匮要略》中言，"病痰饮者，当以温药和之"，用温法，方用平胃散、茯苓桂枝白术甘草汤。"伤寒表不解，心下有水气，干呕、发热而咳"，咳泡沫样痰，用小青龙汤；若气机不畅、水饮内停，兼见胸闷气喘，痰白质稀，口淡不渴，腹胀便结者，投以葶苈大枣泻肺汤、《千金方》下气汤，以下气逐饮、泻肺平喘；若素体阳虚，痰浊从阴寒化，症见胸闷恶寒，形寒肢冷，口淡不渴或渴喜热饮，则予枳实薤白桂枝汤温阳散寒，宽胸行气；太阳受邪而病，卫阳滞而难行，日久而营血瘀滞，形成痰瘀互结之势，则可见胸闷胸痛，咳嗽气喘，甚则难以平卧，舌质紫暗，兼有瘀斑，苔腻，脉滑等，予血府逐瘀汤祛瘀宣痹，化痰通络。

（三）火

病邪郁久可化火而引发咳嗽，清沈金鳌在《杂病源流犀烛》中云："久咳者，属郁……郁嗽，即火嗽也。"痰、食等均可郁久化为火嗽。痰火火嗽者，症见咳嗽，痰黄黏稠，难以咯出，口渴，烦躁不安，大便干结，舌红，苔黄腻，脉滑数，可用千金苇茎汤、小陷胸汤加减。食火火嗽者，症见咳嗽，伴见腹胀腹热，手足心热，夜卧不宁，睡中头额汗出，口热口臭，大便秘结，舌质红赤，苔厚腻，脉滑数，可予小陷胸汤、保和丸改汤剂加减。陈良夫又云："肺为华盖，诸经之火，皆能乘肺而为咳。"正如《素问·咳论》中云"五脏之久咳，乃移于六腑"，即各脏之咳均可通过表里关系传及胃、胆、大肠、小肠、膀胱、三焦，而腑自身之火亦可致咳。"久咳不已，三焦受之"，治当以清解三焦郁火，以小柴胡汤为主方加减。若肝气升发太过，"气有余便是火"，而致木火刑金，肺失清肃而出现咳嗽。此类咳嗽常表现咳嗽无痰，口苦而干，伴胸胁胀满，大便秘结，小便黄赤，舌苔薄黄质红，脉滑或弦数，多予龙胆泻肝汤；若咳声嘶哑，痰少而黏，甚则无痰，心烦易怒，腰膝酸软，眩晕耳鸣，舌红少苔，脉弦细数，属肝阴虚火，可予一贯煎加减滋阴清火。

（四）虚

慢性咳嗽，迁延日久，势必耗伤肺之气阴，再因饮食失调、情志不遂可致脏腑功能失调，最终出现脏腑虚弱，主要表现为脾虚和肾虚。

1. 脾虚

脾运化水谷精微于肺，肺则"朝百脉"而输精于周身，二者相互为用。《本经疏证》言："咳虽肺病，其源实主于脾，惟脾家所散上归之精不清，则肺家通调水道之令不肃。"意为脾胃虚弱，水液失运，成痰化饮，内储于肺或循经犯肺，此即"脾为生痰之源，肺为贮痰之器"，肺气宣降失司则久咳难愈。脾气虚弱时临证常见：患者易外感，疲乏，纳少，便溏，咳嗽声低气弱，痰稀白，脉弱无力，宜以六君子汤，或合玉屏风散等化裁，达培土生金之功。正如《医学心悟》所云："肺属辛金，生于己土，久咳不已，必须补脾土以生肺金。"

2. 肾虚

《症因脉治》又谓："肾虚咳嗽之因，由劳伤肺气，则金不生水；有色欲过度，则真阴涸竭，水虚火旺，肾火刑金；有真阳不足，水泛为痰，则肾经咳嗽作矣。"由肾致咳者，或因肾精亏耗，肾水不足，肺失清润，或因命门火衰，水泛为痰，上渍于肺；或因肾之阴阳亏虚致肺之气阴不足或亏虚。必当滋养肾阴，补养肾阳。肾阴充足则水能润金，并使肺之气阴不受其损；肾阳得运则阴液蒸化以润养肺脏。此即中医之肺肾"金水相生"理论的体现。中医肾咳常予以金匮肾气丸、金水六君煎、生脉地黄汤、百合固金汤等方剂随证化裁。张景岳指出，"五脏之伤，穷必极肾"，故预防疾病复发在治病环节更为重要。以"治喘咳不离于肺，不只于肺"和"发时治肺，平时治肾"之说，从补肾入手，在缓解期着重温补肾阳，亦可调治无肾虚证者。

总之，杨大坚教授认为慢性咳嗽在后期易出现虚症，多为脾虚、肾亏等证候，要根据临床辨证分别予健脾、补肾等治法以达到培土生金、金水相生的效果，以期恢复肺的宣发肃降功能。

三、慢性咳嗽的分病论治[①]

（一）咳嗽变异型哮喘

咳嗽变异型哮喘是哮喘的一种特殊类型，咳嗽是其唯一或主要临床表现，无明显喘息、气促等症状或体征，是临床上最常见的引起慢性咳嗽的主要疾病之一。其重要特征为夜间咳嗽、呈刺激性干咳，通常咳嗽比较剧烈。本病多从外感引起，病情反复，经久难愈，其病机当属外感邪气，引动宿痰，内外因兼夹交作，邪郁于肺，肺失宣降，继而引起咳嗽迁延不愈。咳嗽变异型哮喘的诊治参考哮喘，分为急性发作期和缓解期。急性发作期以寒证多见，证见咳嗽气急，喉痒，痰白不易咳出，甚则持续咳嗽伴胸痛，伏坐不得卧。治宜祛风宣肺，散寒降逆止咳。方用小青龙汤、射干麻黄汤、苓甘五味姜辛汤等；若痰

---

① 本部分由陈碧玉整理。

多，可加用皂荚丸。病程日久，可影响气血运行、津液敷布而生内饮，同时使肺、脾、肾俱虚，并发他证。"五脏六腑皆令人咳，非独肺也"亦强调了脏腑功能失调均能导致咳嗽发生。故缓解期间，仍须调理肺、脾、肾三脏功能，顾护脾、肾，巩固治疗。《金匮要略方论·痰饮咳嗽病脉证并治》云："夫短气有微饮，当从小便去之，苓桂术甘汤主之，肾气丸亦主之。"常用方剂有苓桂术甘汤、肾气丸等。

（二）上气道咳嗽综合征

上气道咳嗽综合征是指各种鼻、咽、喉疾病引起的一种以咳嗽为主要表现的临床综合征。主要特征为咳嗽、鼻塞、咽痒、咽有异物感、频作清嗓，或鼻后滴漏等。本病亦跟外感风邪有关，由于风邪疏散不全，留恋于肺，壅塞肺系，侵及鼻窍，致窍闭咽塞，肺气不宣不肃，诸气上逆于肺致咳。针对鼻源性UACS，当以疏风散寒、化湿通窍为大法；若见患者有鼻痒、喷嚏连作、鼻流清涕，受凉或遇刺激性气体易作，多属气虚或肺阳不足，此类患者易自汗、怕风，可服苍耳子散、参苏饮、玉屏风散；偏于阳虚夹寒者，则可参入麻黄附子细辛汤、桂枝加附子汤。若频流浓涕浊涕，兼见咯吐黄粘痰，舌苔黄腻或浊腻，此为肺热夹湿，加用千金苇茎汤、薏苡附子败酱散化裁。针对咽喉源性UACS，若患者自觉咽干作痒，痰少不易咳，咽部有异物感，咽部充血，咽后壁淋巴滤泡增生者，可选麦门冬汤、半夏厚朴汤加减；咳嗽久延不愈，出现咽有异物梗阻感、舌质紫黯等症，此乃痰阻血瘀之机，故在宣肺通窍的同时，加用化瘀散结之法，可配合当归贝母苦参丸、消瘰丸等。

（三）嗜酸粒细胞性支气管炎

嗜酸粒细胞性支气管炎是一种以气道嗜酸粒细胞（Eos）浸润为特征的非哮喘性支气管炎，临床主要表现为慢性刺激性咳嗽。本病主要是因外感风寒后失治或误治，风寒犯肺，稽留不散，肺失宣降而成慢性咳嗽。主要临床特征是患者除咳嗽外，大多数感觉到咽痒咽干不适。患者长期刺激下干咳，日久终致肺津不足，属于内伤咳嗽范畴。《景岳全书·咳嗽》提出："内伤之病多不足，若虚中夹实，亦当兼清以润之。"治疗当以辛甘润肺，调畅气机为其大法。方选贝母栝楼散、柴前连梅煎以润肺。若兼见晨起口黏腻，心胸烦闷尤为明显，舌苔白黄腻偏厚，此因湿热郁肺、肺气失宣而发，治以清化湿热、宣畅肺气，方选麻黄连翘赤小豆汤加减。若夜寐欠安，心中有"不快"之苦，时欲深呼吸以减轻"气闷"，可再合栀子豉汤。

（四）胃食管反流性咳嗽

胃食管反流性咳嗽是由于食管下段括约肌松弛，胃酸和其他胃内容物反流进入食管，刺激食管远端黏膜丰富的咳嗽感觉器，或反流物的微量吸入或大量吸入，导致以咳嗽为主症的临床表现。《素问·咳论》曰"胃咳之状，咳而呕"，《备急千金要方·咳嗽第五》曰"食饱而咳"，意思是在咳嗽的过程中伴胃气上逆，可表现为恶心、泛酸、嗳气、呃逆等诸症。病机乃中焦气机升降失司，肺失宣肃，肺气上逆作咳。与胃失和降、肺失肃降密切相关，治当恪守"和胃降逆，理气止咳"的原则，代表方为旋覆代赭汤、半夏厚朴汤、半夏泻心汤。若反酸明显，可合左金丸；若咳吐黄痰，兼见便秘、舌红苔黄略厚，可予大柴胡汤合小陷胸汤。若患者素来胃弱，食多则胀，脉微弱无力，舌淡苔白而稍腻，半夏厚朴生姜人参甘草汤以补虚除满。若脾胃虚寒，当予黄芪建中汤。

（五）感染后咳嗽

感染后咳嗽是由呼吸道感染引起，感染控制以后仍迁延不愈的一类咳嗽，可以持续 3～8 周，甚至更长时间。症状以刺激性干咳或咳少量白色黏液痰为主，常兼见咽部痒感、阻塞感或不适感，伴或不伴胸闷，在受凉或吸入冷空气及刺激性气体或烟尘时症状加重。中医认为人体感受外邪后，外邪未除，侵入肺系。肺失宣发与肃降，肺气壅塞，气逆于上而发咳嗽。六淫邪气均可导致感染后咳嗽，表邪客肺，肺失宣降。治当尊清吴鞠通《温病条辨》"治上焦如羽，非轻不举"的原则，切忌闭邪留寇。此时多是外邪已去大半，余邪留恋。方选三拗汤、止嗽散以疏风散邪、宣肺止咳为主。

若咳嗽不愈，化热灼肺，出现咳嗽，痰黄（或白）质黏，伴有身热不解、咳逆气急、口渴等症状，可选用麻杏石甘汤。若咳嗽日久不愈，正气必虚，病邪内侵，出现时有发热，并伴有胸胁不适、饮食不佳、心烦恶心等表现，此乃发散太过或关门留寇导致邪气内陷于少阳。正如《石室秘录》云："人病久咳不已，无不以为邪之聚也，日日用发散之剂而不效者何？气散故矣。气散矣，而仍用散药，无怪乎经月而不效也。"此类咳嗽，当用轻清之品，少少散之，小柴胡汤正适合。当然，支原体感染亦是感染后咳嗽常见病因，机体免疫功能差的小儿常见，证型以风邪久恋、痰热壅肺和痰湿蕴肺为主，前两种证型参考前法，若以痰湿为重，兼夹热邪，可选用达原饮；若素体阳虚，且长期使用抗生素，导致"形寒饮冷、肺阳亏虚"，可以使用苓甘五味姜辛汤。

对于慢性咳嗽，患者患病时间较长，则多因邪气缠绵，机体难以短时将其祛除，如湿邪性质重浊，易缠绵，有不易被祛除的特点；另一个病因则是内伤，内伤主要有饮食不当、情志不畅、劳逸失调、久病体虚等原因，各种内伤原因引起内在脏腑功能失调，湿、痰、热、郁等邪气内生，内生之邪气犯肺，发为咳嗽，或本来机体虚弱，脏腑机能衰败，五脏有病，皆可影响肺脏发为咳嗽，且内伤因素多非一日形成，故内伤因素导致的咳嗽很大一部分都可表现为慢性咳嗽；然而机体是一个整体，虚实夹杂、内外合病情况并不少见，慢性咳嗽可最初由外感诱发，但邪气日久伤正，久病即成内伤；也有平素内伤咳嗽，同时复感外邪致咳嗽加重的情况，所以在张景岳的分类之外，杨大坚教授认为，内外合病也是慢性咳嗽的重要病因。结合临床实际情况，慢性咳嗽病程长，病变过程中各种因素可相互作用，单一因素引起的相对少见，多为虚实夹杂、内外合病。

然而，有一部分慢性咳嗽患者在进行了全面检查、治疗之后，病因仍无法明确。此外，慢性咳嗽还可引起心血管、神经、泌尿、肌肉骨骼等多个系统的并发症，如尿失禁、晕厥、失眠、焦虑等。对于上述无法明确病因，甚至出现并发症的情况，当仔细采集病史、症状、体征，从辨病机、辨方证的角度获取辨证思路，以期取得疗效。

南方天气多潮湿闷热，广东夏天时间长，人们长时间处于空调环境中，又喜饮冰冷饮料及清热之凉茶，使人体之阳气损伤。调查显示，广东慢性咳嗽患者以寒邪恋肺为多见。风寒外感，肺失宣肃，阳气已伤，久咳不愈，进而化为寒饮。临床上症见咳嗽遇冷风则发，咳甚气逆胸闷，面色㿠白，舌淡暗，苔白滑，脉沉细。治疗当宣肺止咳、温阳化饮，杨大坚教授常用内外合治之法，内服以小青龙汤、止嗽散、苓甘五味姜辛汤加减，外用中药吴茱萸、肉桂打粉用醋调后贴敷于肺俞穴，收到满意的效果。

（六）总结

慢性咳嗽作为临床上的最常见问题，越来越受到广大临床医生的关注。胃食管反流性咳嗽与上气道综合征、咳嗽变异型哮喘共同构成了慢性咳嗽的三大主因。西医常规治疗该病疗程长、费用高，许多患者反复就医，痛苦不堪。自中华医学会2005年制定《咳嗽的诊断与治疗指南》以来，在辨证论治的基础上结合西医学的不同病因进行辨证与辨病相结合治疗，取得较好的效果。大量的研究表明，中医药治疗慢性咳嗽有着独特的优势，可以明显缩短疗程，改善症状，减少复发，值得进一步深入研究。中医中药治疗咳嗽有着悠久的历史与丰富的经验，但多数停留在对症治疗的层面，且学说纷呈，辨证不一，治法各异，处方众多，同时缺乏严格的循证医学研究数据，证据的级别普遍较低。传统中医比较重视辨证论治，其病机要素不外乎风、痰、火、虚四端。经方在慢性咳嗽中广泛运用，由于其组方药味偏少，配伍精当、疗效显着，有利于准确把握"病"与"证"的指征，故其治疗重点在于方证对应。就目前关于经方治疗慢性咳嗽的研究来看，主要涉及名医经验、验案赏析、临床观察等，临床研究缺乏规范的随机对照试验，缺乏证据级别高的临床研究。有学者认为临床想取得良好疗效的前提在于对疾病病因病机及其演变规律的深刻认识，在于对经方客观指征及其关键药证的深刻把握，本节结合杨大坚教授的临床经验，通过从辨病因、辨病机、辨方证、分病论治四个角度探讨慢性咳嗽的治疗思路与方法，以更好地服务广大患者。

四、外感发热和内伤发热的辨治思路[①]

发热是临床上常遇到的症状，是一系列疾病的外在表现形式。它并非一种独立的疾病，而是一个背后有着相当复杂病机的症状，许多疾病都伴随有发热症状。辨治外感内伤是辨治发热的首先一步，也是最重要的一步。

外感者，多有六淫的见证，而内伤者则多有五脏的见证。外感者大多正实邪实，内伤者大多正虚无邪或正虚邪弱，因此外感者多见实证，内伤者多见虚证。外感大多素体无病而暴感外邪，内伤者大多素体久病，因此外感起病较急，病情变化迅速，预后好者其病情消退也快，预后差者其病危也急，而内伤者则起病较缓，病情变化缓慢。外感之发热，大多急骤而高热，内伤之发热，大多缓慢而低热。外感之发热，因正邪交争剧烈，患者大多痛苦不适，而内伤之发热，因正气无力与邪气相争，有部分患者可无任何不适感。但需要注意的是，临床上不少年老体弱的患者，一旦外感六淫，也同时有外感和内伤的表现，此时需要内外同治、攻补兼施。

按照中医理论，外感病所致的发热，均是感受六淫邪气"风、寒、暑、湿、燥、火"而发病的。患者可单独感受某种或多种邪气，根据患者的临床表现而推断不同的邪气性质。风邪具有向外、向上、散发的特点，故感受风邪者，多有恶风、鼻塞流涕、咳嗽、咽痒等表现，其脉则多为浮脉，脉体柔和为单纯感受风邪、邪气不重的表现，如风邪耗损正气则脉兼散象，风邪刚猛则脉

---

① 本部分由李景濠整理。

转为浮弦，治疗可选用桂枝、荆芥、防风、蒺藜、蔓荆子等药。寒邪则具有紧闭、凝滞的特性，因此感受寒邪者，多有恶寒、高热无汗、关节痛等症状，其脉则具有紧的特征，指下脉体边界分明而有收敛、刚硬之象，治疗可选用麻黄、羌活、附子、细辛、藁本等药。暑邪则具有发散、温热、耗气的特点，故感受暑邪者，多有头痛、发热、汗出、疲倦乏力等症状，其脉体粗大，又兼有躁动不安之象，如为阴暑则脉有弦急之象，治疗暑邪可选用香薷、薄荷、青蒿、人参叶等药。湿邪具有凝滞、趋下、阻碍气机的特性，故感受湿邪者多有身体困重、乏力、纳差便溏等症状，其脉体缓和，散漫不收，边界模糊，其舌苔厚腻亦为湿邪之证据，治疗可选用苍术、藁本、厚朴、橘红等药。燥邪具有伤阴、干燥的特点，故感受燥邪者多有口干、咽干、皮肤干燥、痰少等症状，其脉细，如温燥则兼有躁动之象，如凉燥则兼有弦急之象，治疗可选用桑叶、菊花、枇杷叶、麦冬、沙参等药。火邪具有炎上、损伤正气、扰乱心神等特点，可有发热、疮疡、神志错乱、出血等症状，其脉则具有洪、滑等表现，其舌色多深红，热盛者舌绛无苔，治疗可选用石膏、知母、黄连、黄芩等药。

如患者兼有多种邪气，则可同时并见多种邪气的表现，治疗时宜分辨病邪主次进行用药。要辨识患者感受哪种邪气，首先要看患者所处的地点，如岭南地区环境潮湿，其人多感受湿邪；岭南常年天气炎热，虽冬月也常穿单衣，如患者摄生不慎，亦有冬月感受暑邪者，不可不知。其次要看患者平素体质，如体虚之人，常易于感受风邪侵袭；痰湿体盛之人，常感受湿邪；阴虚瘦小之人，常感受燥邪。再次，要细心审察患者的症状、舌脉，十问歌最早是明张景岳潜心研究张仲景的《伤寒论》而总结出来的，尤宜于外感发热患者的问诊。医者通过一系列的问诊，可以详细了解患者受邪的表里、邪气的性质、脏腑的强弱、正气的虚实、津液的多少等，再根据患者病情来进行针对性的加减用药。

内伤发热患者，往往正气虚损，而邪气缠绵不去，虚实错杂，治疗时尤应审察患者五脏虚实的情况。内伤者，五脏俱可受伤，临床上最常见的是肾阴虚、肝血虚、脾气虚。肾阴虚者，往往有潮热盗汗、骨蒸、咽喉干燥、五心烦热、失眠多梦、腰膝酸软等见症，治疗可选用六味地黄丸加银柴胡、知母。阴虚日久损及阳气，也可以有畏寒乏力、小便清长、夜尿频多等症，此时宜用金匮肾气丸。肾阴虚的内伤发热，常有虚火上炎，要注意清火、引火下行，如六味丸用丹皮、泽泻便是取此义。肝血虚者，则有头晕心悸、脱发白发、失眠多梦等见症，治疗可选用四物汤加牛膝、地骨皮。而肝血亏虚之人，常是因为脾胃虚弱，不能运化水谷精微而成血，因而肝脏生化乏源，因此临床用药尤须审查其脾胃之虚实，不可因其便秘、腹满、脉沉而重用润下或者妄用攻逐之药，应重用白术、党参益气以生血。脾气虚者，则有食少便溏、气短懒言、自汗多汗等症，治宜补中益气汤加减，脾虚内生湿邪者，宜加茯苓、薏苡仁、泽泻；脾虚内生阴火者，宜加丹皮、黄柏、黄芩。

内伤发热而以实证为主者，多是气郁、血瘀、积食。气郁者，多有情绪不畅、胸胁胀满、烦躁易怒、失眠多梦、口干口苦等症，治疗宜选用柴胡疏肝散加丹皮、栀子。如患者肝气郁结日久，横逆犯脾，则可见有纳差便溏等症，宜疏肝理脾，治用丹栀逍遥散。血瘀发热者，临床上多见于外科术后或外伤后，伴有身体疼痛、舌色紫暗而舌下络脉曲张、脉弦或脉涩等表现，但患者发热时脉多兼数，此时多无涩象，治疗血瘀发热宜用血府逐瘀汤加丹皮、地骨皮。积食发热者，症见脘腹胀满，纳差，嗳气，苔厚腻，脉沉实，治宜保和丸重用连翘，并加大黄、栀子。

分清外感内伤后，外感宜按照《伤寒论》的六经辨证，或者温病学派的卫气营血辨证，选取适合病者病情者进行施治。内伤则宜按照五脏辨证，细察患者的脏腑虚实、气血津液进行施治。切不可摒弃传统的中医辨证论治思路，套用现代医学的概念，把感染性发热与外感发热画等号，把非感染性发热与内伤发热画等号。以西医的查体和检验检查代替中医的四诊，一切感染性发热均使用外感方药治疗，一切非感染性发热均使用内伤方药治疗，殊不可取。

五、慢性鼻炎的治疗经验①

慢性鼻炎，南方青少年群体发病率极高，每遇感冒时容易发作，西医没有特效的内服药物。严重时，外用滴鼻剂，一般有效，但长期使用容易引起鼻黏膜萎缩，嗅觉下降。特别是腺样体肥大者，睡觉时呼吸不畅，有的听力减退，影响小儿发育，西医主张手术治疗，患者家属多有顾虑。中医治疗慢性鼻炎急性发作的方药，如辛夷散、苍耳子散等，辨证使用，都非常有效。杨大坚教授认为慢性鼻炎多为寒证，故常用苍耳子散加减，用量宜轻：辛夷5 g、苍耳子10 g、白芷10 g、细辛5 g、荆芥5 g、桔梗10 g、甘草10 g、诃子5 g、麻黄5 g、石菖蒲10 g、路路通10 g。针对腺样体肥大，原方基础上，加软坚散结之品：补骨脂10 g、黄芪15 g、当归10 g、黄芩10 g、莪术10 g、浙贝母10 g、乌梅15 g、郁李仁10 g、白芥子10 g、穿山甲10 g、皂角刺10 g、鹿角霜10 g、

---

① 本部分由潘志鹏整理。

露蜂房 10 g、石芦蒲 10 g、苏合香 5 g。用蜜丸缓图，常需要规范治疗半年左右。

苍耳子散出自《济生方》，由苍耳子、辛夷、白芷、薄荷四味药组成。研末，用葱白、细茶调服。本方以苍耳子散寒祛湿，辛夷祛风通窍为君药。焦树德先生认为，苍耳子"偏于散头部风湿，兼治头风头痛；辛夷偏于散上焦风寒，开宣肺窍"。两味药均属治疗鼻病不可挪移之品，为君药；以白芷通窍止痛，薄荷疏散风热为臣药；以葱白之辛温，解表利窍，细茶之苦寒，清利头目为佐使药，合而治疗肺窍为风寒、风热所阻引起的鼻炎。

杨大坚教授认为，本方是治疗各种鼻炎的基本方，无论属寒属热，都可以在此基础上加减，使之更加符合辨证论治的要求。如果是风寒感冒诱发的鼻炎，症见头痛，鼻塞，畏寒，舌胖淡，鼻流清浊涕、色白，可加麻黄、细辛、荆芥、桔梗、诃子等，或合用杏苏饮；如果是风热感冒诱发的鼻炎，症见头痛、发热、鼻塞、咽喉疼痛、舌干瘦、鼻流浊黄涕，或清涕中夹有黄涕，可加金银花、连翘、菊花、桔梗、甘草、黄芩、浙贝母等，或合用银翘散；如果痰热中阻，症见头目昏重、四肢困倦、胸脘痞闷、舌苔黄腻、脉滑、黄涕量多，或兼咳嗽、痰多而黄，可加半夏、瓜蒌皮、胆南星、黄连、黄芩等，或合用小陷胸汤、千金苇茎汤等；如果是清阳不升，症见头晕乏力、反复感冒，可加黄芪、当归、升麻、柴胡，或合用补中益气汤。杨老还有一心得，即用软坚散结之药治疗腺样体肥大症。郁李仁配白芥子，侧重于活血化痰；穿山甲配皂角刺，侧重于排脓解毒；鹿角霜配露蜂房，侧重于散结消肿；石菖蒲配苏合香，侧重于豁痰开窍。配合全方的温散、酸收、补气血、调寒热，用蜜丸缓图，经过较长时间的服用，可以消除腺样体增生。

六、调治小儿咳喘病的经验总结[①]

杨大坚教授在小儿咳喘病的辨证施治方面积累了丰富的临床经验。尤为擅长运用中医内外疗法治疗咳嗽、哮喘、反复呼吸道感染及预后保健等，临床疗效显著，深受患儿家属信赖，享誉南海区乃至整个佛山市。

小儿咳喘病是临床上常见的肺系疾病，多以发作性喘息、气促、喉间喘鸣，肺内可听到哮鸣音，尤其是呼气时哮鸣音更加明显，严重时可出现张口抬肩呼吸、唇甲发绀、大汗淋漓等咳喘脱证危候为主要特点。本病多发生在夜间

---

① 本部分由潘志鹏整理。

或凌晨，常为刺激性咳嗽，常因上呼吸道感染，吸入刺激性气味、冷空气，接触变应原，运动或哭闹而诱发，在西医学称喘息性支气管炎、支气管哮喘、咳嗽变异性哮喘等。

杨大坚教授认为，小儿肺系疾病在一年四季中均可发生，发病率位于各脏腑疾病之首，因小儿脏腑娇嫩，行气未充，为稚阴稚阳之体，故易为邪气所感，尤其以感受风邪为主，常兼夹寒、热、暑、湿、燥五淫之邪发病，不论是从皮毛受邪，还是从口鼻而入，而肺为华盖，对五脏六腑有着保护的作用，《医学源流论》称：肺为娇脏，寒热皆所不宜。太寒则邪气凝而不出；太热则火烁金而动血；太润则生痰饮；太燥则耗津液；太湿则气闭而邪结。六淫之邪侵袭，肺卫首当其冲，容易引起咳嗽、哮喘等疾病。若小儿正气不足，卫表不固，屡感外邪，以致邪毒留恋，反复发作、迁延不愈而成反复呼吸道感染。这些小儿病理、病机特点，须在临床中熟悉掌握。杨老师认为，在小儿辨证中"四诊"缺一不可，而儿科又称"哑科"，就诊时小儿容易哭闹，影响气息脉象，尤为重视望诊，问继之，闻则次。小儿咳喘病的辨证要点是首辨寒热，继辨虚实，次辨表里、暑湿、内伤。治疗上多以中药汤剂内服为主，辅以中医外治法及辨证施膳指导。

杨大坚教授认为，咳喘病辨证首先以辨清寒热为关键，达到"证候须辨，调治分明"的目的。

（一）寒性咳喘病

小儿多由外感风寒而诱发，外寒内饮为主要病机，症见突发喘息发作，咳嗽阵作，恶寒无汗，鼻流清涕，喉间痰鸣，气急，肺内可闻及哮鸣痰喘，脉象浮紧或指纹鲜红浮露等风寒在表、痰浊阻肺之象。杨大坚教授拟小青龙汤合三拗汤加减，以温肺化饮、止咳定喘为法，服用本方则使寒邪饮去，肺气通畅而咳喘自平。方中特别强调干姜的量不能少，达到 2～4 倍于五味子量，达到温化痰饮、散寒止咳之功。痰多壅盛者可合三子养亲汤；哮鸣显著者加射干、葶苈子、地龙；咳甚加桔梗、紫菀、款冬花、旋覆花。若患儿出现外寒里热，如痰呈黄白色，难咯出，伴有口干、口苦等内热之象，则辨证为寒包热，在杏苏散的基础上加用清肺热的黄芩、桑白皮、瓜蒌皮。同时杨老师在多年临床经验基础上遵循"外治之理即内治之理，外治之药亦即内治之药"原则，配合穴位贴敷治疗（双侧定喘穴、肺俞穴，少痰者加天突穴），起到中医内外合治的效果。

验案：张某，男，5 岁 6 个月，2021 年 12 月 11 日就诊。反复咳嗽 2 月，加重 3 天，患儿 2 月内反复咳嗽，喉间痰鸣，不会自主咯痰，咳嗽剧烈时伴有气促，间断在外院儿科门诊就诊，用药时患儿咳嗽可减轻，停药后容易复发，临诊时患儿面色淡白，咳嗽阵作，痰鸣气急，鼻塞流清涕，舌淡红、苔白腻，脉浮紧，体查：咽红，充血（＋＋），双肺呼吸音粗，未闻及干湿性啰音。辨证：寒饮内伏、肺失宣降。治法：温肺化饮、化痰止咳。方药：麻黄 10 g、桂枝 5 g、干姜 8 g、五味子 3 g、细辛 2 g、半夏 10 g、白芍 10 g、甘草 5 g。水煎内服，每日 1 剂。配合双侧定喘穴、肺俞穴穴位贴敷治疗。患儿服用 4 剂后返院复诊，咳嗽明显减少，喉间痰鸣减轻，鼻塞流清涕，夜卧安稳，胃纳改善。二诊继以原方加上苍耳子 5 g、辛夷花 5 g 宣通鼻窍，继续配合穴位贴敷内外合治。

（二）热性咳喘病

小儿多由感受风热之邪，或引动伏痰，痰热互结，阻塞气道而引起肺气不利，咳喘阵作。症见咳嗽咯黄粘痰，气粗声高，鼻翼扇动，咽痛咽干，发热，面色潮红，舌边尖红，舌苔薄黄或黄腻，脉数或指纹紫红。杨教授多拟定喘汤加减，以清热宣肺、化痰定喘为法，定喘汤方中炙麻黄辛温，宣肺平喘；杏仁利肺气、止咳嗽，与炙麻黄同用起到"一升一降"的作用，以加强定喘之功，故前人有"杏仁是麻黄的臂助"之说；款冬花温肺化痰，兼之半夏化痰降逆，紫苏子下气平喘，与杏仁相伍共为臣药，以加强君药祛痰定喘之功。黄芩、桑白皮性味苦寒，清热泻肺，以解内蕴之痰热。甘草和中，调和诸药。以上诸药合用，能使肺气宣降，热清痰除，而咳喘得平。若患儿风热外感表证已解，痰热阻塞气道，肺热作喘，杨大坚教授主张用麻杏石甘汤清热宣肺以平喘，可惜临床部分中医学者不识本方运用之真谛，一见热象，便去麻黄，只用石膏清肺热，不用麻黄宣肺气，或使用银翘散或桑菊饮等疏散风热之类。然而肺系之急不得解，则气喘终不能愈。麻黄为宣肺平喘之良药，寒热皆宜。与干姜、细辛、五味子相配伍，温肺止咳，可治疗寒性咳喘；与石膏、杏仁、桑白皮相配伍，可治疗热性咳喘；与薏苡仁相配伍，可治疗湿性咳喘。

验案：王某，男，6 岁 7 月。2022 年 2 月 7 日就诊。发热 1 天，咳嗽 3 天，发病第一天高热 39.7 ℃，患儿自诉咽痛，鼻翼扇动，烦恼不安，渐而出现咳嗽咯痰，咳嗽剧烈时伴有胸骨后疼痛，咯黄色粘痰，难咯出，家属给予退热后体温将至正常，但咳嗽咯痰、胸痛症状缓解不明显，临诊时患者口唇绛红，气粗声高，气急，怕热，喜冷饮，无汗出，胃纳差，小便黄，大便硬，舌绛红，可见芒刺，苔黄腻，脉滑数，体查：咽红，充血（＋＋＋），双肺呼吸音粗，可闻及呼气相哮鸣音。辨证：痰热壅肺证。方药：麻黄 10 g、杏仁 10 g、枳壳 10 g、橘红 5 g、桑白皮 10 g、鱼腥草 15 g、瓜蒌皮 10 g、紫菀 10 g、款冬花 10 g、浙贝母 10 g、地龙 5 g、黄芩 10 g、紫苏子 10 g、莱菔子 10 g、甘草 5 g。水煎内服，每日 1 剂。配合双侧耳尖、少商穴放血以泄热。患儿未返院复诊，遂电话回访，家属诉患儿服用 2 剂后咳嗽、痰鸣减去大半，服用 4 剂后患儿已无咳嗽咯痰，无胸痛，胃纳佳，二便正常。

（三）湿温咳喘病

岭南地处丘陵，炎热多湿，全年日照时间长，又濒临南海，雨量多，空气湿度大，构成湿夹热的气候特点。湿温咳喘病是岭南地区临床常见的小儿疾病。表现为反复发热，咳嗽喘息，痰黏难咯出，胸闷纳呆，全身疲倦，头重如裹，恶心欲呕，舌红，苔黄腻，脉濡数。杨老师多拟用蒿芩清胆汤加减，以清胆利湿、和胃化痰，是清热化湿的经典方。本方在临床上广泛用于治疗温病外感及其他湿热性疾病，具有宣畅气机、运脾和胃、通利水道、化湿泄热之功效。杨大坚教授在蒿芩清胆汤的基础上加用芦根，其性味甘寒，归肺胃经，能清热生津、除烦止呕、清肺止咳；加用藿香，其味辛、性微温，归脾胃经，能祛暑解表、化湿和胃，加用佩兰，其味辛、性平，归肺胃经，为化湿和中之要药。

验案：陈某，女，2 岁 3 月。2022 年 6 月 4 日就诊。咳嗽 5 天，呕吐 2 天，患儿家属诉其外出后返回家中开始咳嗽，精神疲倦，胃纳减少，渐而出现咯黄白色粘痰，呼气急，无鼻塞流涕，量体温 37.2℃，大便黏腻，自行口服感冒冲剂后，症状无明显改善，2 天前开始出现呕吐，无腹泻，小便黄，大便烂，舌红，苔黄腻，舌根厚腻，指纹紫红达风关，体查：咽充血（＋），扁桃体无肿大，呼吸稍促，双肺呼吸音清，未闻及干湿性啰音，腹部无压痛无反跳痛，肠鸣音稍活跃。辨证：湿热内阻证。方药：青蒿 10 g、茯苓 10 g、滑石 15 g、黄芩 5 g、枳壳 5 g、竹茹 5 g、半夏 5 g、藿香 10 克、佩兰 10 g、麻黄 5 g、薏苡仁 10 g。水煎内服，每日 1 剂。配合关元、气海、中脘穴穴位贴敷治疗，双侧定喘、肺俞穴、膀胱经处小儿蜜芽罐以清热化湿。患儿服用 4 剂后返院复诊，精神转佳，胃纳改善，咳嗽减少，未闻及喉间痰鸣音，查体：呼吸平顺，双肺呼吸音清，未闻及干湿性啰音。二诊继以原方去除麻黄、薏苡仁收其功。

（四）小儿咳喘病虚证类型

杨大坚教授认为，小儿咳喘病反复发作，缠绵不愈，多与先天禀赋不足、体质虚弱相关，初发以 1～5 岁多见，大多数患儿病情可在 6 岁后逐渐缓解或完全消失，且随着年龄增长，治愈的机会越大。但因长期反复咳喘发作，严重影响患儿生长发育，在正确的治疗和家庭调护下，可减少咳喘病发作次数乃至不发作，此类患儿多见于虚证类咳喘病。

虚证类咳喘患儿临床常见秋冬或冬春交替之际，或每逢天气变化，或进出温差较大的场所后诱发咳喘发作，夏天有缓解趋势。杨大坚教授尤为重视以"未病先防、既病防变"的理念进行治疗和小儿保健，治疗要以扶正祛邪为根本，达到增强患儿免疫力、改善患儿体质以减少病邪入侵的目的。患儿在咳喘病发作期，须善辨寒热、虚实、内伤之证，准确快速地将外感病邪或兼夹痰饮、暑湿、乳食积滞等驱出体外。过渡到恢复期是虚证咳喘病的关键时期，既要预防患儿再次受邪发作，也要巩固患儿体质，增强其抗病能力，此时期多见肺脾肾三脏虚证为主，临床常见患儿面色少华或无华，咳嗽少痰，痰色白呈泡沫样，气短发力，动则汗出，不耐寒热，恶寒怕热，小便清长，纳呆，消瘦，口角流涎，大便溏或薄，肌肉松弛，身材较矮小等。舌淡红，苔白，脉数无力或指纹淡。杨大坚教授多辨证为肺脾肾三脏俱虚，治疗以健脾补肺、培元固本为法，自拟扶正固本汤方，方药：灵芝、太子参、竹茹、桑白皮、黄芪、桂枝、白术、防风、甘草、陈皮、半夏、鸡内金、白芍、茯苓、白术、枇杷叶、山楂。方中含有黄芪桂枝五物汤、玉屏风散，黄芪益气固表，桂枝通经散寒，白术、太子参健脾补肺，防风走表祛风，白芍敛阴，甘草调中补气以扶正；灵芝性平，归肺肾经，具有补肺肾、纳气平喘之功，与枇杷叶、桑白皮相伍降逆平喘以固本，诸药合用起到扶正固本之功。

验案：林某，女，5 岁 4 月。2019 年 12 月 8 日就诊。反复咳嗽喘息 3 年，患儿家属诉其自幼容易感冒，咳嗽，干咳为主，甚则咳喘，迁延不愈，面黄少华，动则汗出，夜卧不安，形体赢弱，厌食，大便秘结，舌淡红，苔白厚腻，脉滑。体查：咽充血（-），扁桃体无肿大，呼吸平顺，双肺呼吸音清，未闻及干湿性啰音，腹部胀满，无压痛反跳痛，肠鸣音弱。杨教授辨证为：胃肠积食、肺肾气虚证。首诊拟方：独脚金 5 g、谷芽 30 g、麦芽 30 g、净山楂 10 g、神曲 12 g、鸡内金 10 g、莱菔子 15 g、布渣叶 10 g、淡竹叶 5 g、钩藤 10 g、灯芯草 2 g。水煎内服，每日 1 剂，配合小儿挑四缝中医外治法，共服 7 剂后复诊。患儿胃纳稍增多，大便秘结改善，精神可，活动量增多，汗出仍较多，嘱患儿多在太阳下运动，运动汗出后及时更换衣服以防风寒，食谱以五谷粗粮、优质蛋白饮食为主，忌食甜食、冰冻、生冷（包含水果）、瓜汤菜汤、海鲜等食物。再继续服用原方3周后复诊，患儿家属诉其期间未出现咳喘发作，胃纳逐渐好转，夜卧安稳，活动耐力增强，肌肉松弛改善，仍面色少华，头发凌乱，口唇易干燥起皮，体重未见增长。杨大坚教授认为患儿积食去之七八，方以补肺、健脾、益肾固本，拟扶正固本方加减，配合脐灸、雷火灸内外结合治疗。1月后，患儿正气逐渐恢复，不宜过多药物干预，宜加强调饮食均衡，室内保持通风，适当户外活动，多晒太阳，汗出后勿吹风着凉。杨教授嘱患儿每年三伏天、三九天足疗程行穴位贴敷治疗。其间多次电话回访家属，患儿2年内间中有发热、鼻塞流清涕，均未诱发咳喘发作，胃纳可，夜卧安稳，二便通畅。

（五）结语

杨大坚教授作为南海名中医，深知岭南小儿咳喘病发病特点，在临床中善辨病因与病机，善于辨别证型，调治分明，治疗原则上分清主次，急则治其标，防止疾病进展成危候，缓则标本兼顾、清补兼施。治疗中多内外合治，起到很好的疗效。

第三节 经方杂谈

一、浅谈六经辨证论治体系[①]

《伤寒杂病论》的卓越贡献在于创立了六经辨证论治体系，其将外感热病发展过程中各个阶段所呈现之各种症状，概括为六种基本类型，名之曰：太阳病、少阳病、阳明病、太阴病、少阴病、厥阴病，并以之作为辨证论治之纲领。但六者之间不是孤立的，而是彼此有着密切的有机联系，并能互相传变。其三阴三阳分证，客观地反映了外感热病由表入里、由浅入深、由轻到重、由实转虚的发展规律。杨大坚教授将后世所称的八纲辨证与六经辨证结合，有机

---

① 本部分由程敏整理。

地将中医的理法与方药结合于一起，因此具有极高的临床意义。

中医用阴阳认识人体，认为"阴平阳秘，精神乃治"；为进一步认识和治疗疾病，中医又按照阴气和阳气的多少，将阴阳各分为三，得出三阴三阳。《素问·热论》云："伤寒一日，巨阳受之，故头项痛，腰脊强。二日，阳明受之，阳明主肉，其脉侠鼻，络于目，故身热目痛而鼻干，不得卧也。三日，少阳受之，少阳主胆，其脉循胁络于耳，故胸胁痛而聋。四日，太阴受之，太阴脉布胃中，络于嗌，故腹满而嗌干。五日，少阴受之，少阴脉贯肾，络于肺，系舌本，故口燥舌干而渴。六日，厥阴受之，厥阴脉循阴器而络于肝，故烦满而囊缩。"可见，六经实际是疾病发展呈现出六种状态。

太阳统摄营卫，主一身之表，为诸经之藩篱。凡感受六淫之邪，皆自表入里，首犯太阳，故其为外感热病之最初阶段。人体的肌肉、皮毛、关节都属于太阳表证范畴。太阳病提纲为"太阳病，脉浮，头项强痛而恶寒"，指出了太阳病的主证为脉浮、头项强痛而恶寒。风寒邪气袭击人体，全身汗孔关闭，人体气血津液充盛于体表，出现头项强痛、脉浮，正邪交争而发热恶寒。其中太阳病又据其临床表现分为表证、里证两关。表证，又名太阳经证，因所感邪气不同及体质差异分为中风、伤寒；里证，亦名太阳腑证，分为蓄水和蓄血两种。汗法为太阳病治疗之大法。

阳明主燥，为多气多血之证，又主津液所生病。邪入阳明，多从燥化，无论其本经受邪，还是他经传来者，其证多以里热燥实为主，其提纲为"阳明之为病，胃家实是也"，据其临床表现又分为热证与实证。热证亦名阳明经证，以大热、大汗、大渴、脉洪大为特征；实证又名阳明腑证，以"燥、实、痞、满"为特征。

少阳主相火、主枢机，其病为少阳相火炎炎，枢机不利，而以"口苦，咽干，目眩"为纲。可由他经传入或本经自病。即邪入少阳，病邪已离开太阳之表，但又未入阳明之里，称为半表半里证。临证中其可或兼有表或兼有里等不同证型，如太阳少阳合病、少阳阳明合病等。

太阴为三阴之表，本湿而标阴，喜燥而恶湿。太阴为病，病从其本，无论外邪直中，还是三阳误治而内传者，皆脾阳受损，寒湿内阻。其证属里属寒，以"腹满而吐，食不下，自利益甚，时腹自痛"为提纲。临床表现亦会有兼表，或兼气血不和等多种证型。

少阴本热而标阴，手少阴心主火，足少阴肾主水，水火交泰则阴阳平衡。少阴病可外邪直中，或他经传入，以心肾虚衰、气血不足为主，故提纲为"少阴病，脉微细，但欲寐"，为外感热病发展的后期危重阶段。据其临床表现，本病有从标从本者，故有寒化和热化两类。寒化证以心肾阳虚、阴寒热盛为主，热化证以阴血不足、虚火上炎为主。

厥阴风木，本阳标阴，阴尽阳生之胜，与少阳相火相表里，邪至其经，从阴从寒，从阳化热，故为病阴阳错杂，寒热混淆。病以"消渴，气上撞心，心中疼热，饥而不欲食，食则吐蛔，下之，利不止"为提纲。临床多为上热下寒、厥热复证，每见"厥、利、呕、哕"四大症状。临证据其表现及成因不同，分为脏厥、寒厥、热厥、水厥、痰厥等类型。

由表入里、由浅入深、由轻到重、由实转虚是六经传变的主体。传变，成无己注："传，常也；变，无常也。传为循经而传，此太阳、阳明是也；变为不常之变，如阳证变阴证是也。"其受三方面影响：正气之强弱、病邪性质及其强弱、护理是否得当。故临床表现则有种种之差异，如循经传、直中、两感（表里两经）、合病（二经或二经以上为病）、并病（先一经病、后又一经病，二经同时存在）等。

二、对于《伤寒杂病论》苓桂剂的认识[①]

苓桂剂是以茯苓、桂枝为主药的一组方剂，包括苓桂术甘汤、茯苓甘草汤、茯苓桂枝甘草大枣汤等。在学习《伤寒杂病论》中有关苓桂剂的条文及方剂时，有以下几个问题：其一，茯苓桂枝甘草大枣汤为什么用大枣且重用茯苓？此方又为什么不用白术呢？其二，茯苓甘草汤为什么不直接用苓桂术甘汤？此方又为什么不用白术而用生姜呢？其三，五苓散与茯苓泽泻汤为什么都可以治疗渴欲饮水呢？

（一）为什么茯苓桂枝甘草大枣汤重用茯苓

《伤寒论》第65条说："发汗后，其人脐下悸者，欲作奔豚，茯苓桂枝甘草大枣汤主之。"《金匮要略》也说："奔豚气，从少腹起，上冲咽喉，发作欲死，复还止，皆从惊恐得之。"《汉方临床》说，通过观察患者恐怖、惊愕体验，研究与悸动的联系，结果主诉为"欲作奔豚"的一般悸动患者18人中，12人有恐怖、惊惧体验，其中8人与悸动发作有关。由此可知，苓桂甘枣汤除悸动外，对易惊、肌肉瞤惕症状也有效，故提示"惊"——"欲作奔豚"——与苓桂甘枣汤有互相联系，故重用茯苓以宁心安神。

---

① 本部分由甘斌整理。

（二）为什么茯苓桂枝甘草大枣汤中用大枣

在治疗水气病的方剂中，张仲景通常是不用大枣的。而茯苓桂枝甘草大枣汤为什么还要加入大枣十五枚呢？历代大多数注家对此的解释都认为加入大枣的作用是培土制水，比如《医宗金鉴》说："以桂枝、甘草补阳气，生心液，倍加茯苓以君之，专伐肾邪，用大枣以佐之，益培中土。"但是，大枣其性滋腻，本就病水，如何能培土制水？《本草害利》指出大枣"虽能补中而益气，然味过于甘，甘令人满，脾必病也，凡风痰、痰热及齿痛，俱非所宜"。在《本草思辨录》中也提到"枣补脾而性腻"。故而其他苓桂剂都不用大枣。所以，此处用大枣绝不是为了培土制水。《神农本草经》记载："大枣，味甘平，主心腹邪气，安中养脾，助十二经，平胃气，通九窍，补少气少津液，身中不足，大惊，四肢重，和百药，久服轻身长年。"结合上面所述，可以得出，此处用大枣，乃其有治疗"大惊"的作用，与病机相宜，故用之。唐容川说："大枣禀火之赤色，亦入心以养血。"按他所说，大枣可以入心养血，心血得养，自然心安而不惧。此外，此方重用茯苓半斤，恐其利小便而伤津液，故用大枣"补少气少津液"，有佐制茯苓的作用。正如十枣汤内用大枣十枚佐制甘遂等药，防其下水而伤津液。以上乃是茯苓桂枝甘草大枣汤用大枣的原因。

（三）为什么茯苓桂枝甘草大枣汤不用白术

《伤寒论》在第386条讲理中丸的加减时说："若脐上筑者，肾气动也，去术，加桂四两。"成无己注解说："若脐下筑者，肾气动也，去白术加桂。气壅而不泄，则筑然动，白术味甘补气，去白术则气易散；桂辛热，肾气动者，欲作奔豚也，必服辛味以散之，故加桂以散肾气。经曰，以辛入肾，能泄奔豚气故也。"所以，此方不用白术，乃是因为白术性壅，不利于散奔豚气。

（四）为什么茯苓甘草汤中生姜用量最大

《伤寒论》第356条说："伤寒，厥而心下悸，宜先治水，当服茯苓甘草汤，却治其厥；不尔，水渍入胃，必作利也。"而茯苓甘草汤中用量最大的药物是生姜，其量为三两，为何此方要用生姜呢？又为什么此方生姜用量最大呢？要回答上述问题，就要先明白生姜在治疗水病中的作用。《伤寒论求是》在讲到真武汤与附子汤的区别时说："真武汤佐生姜，目的在温阳散水，附子汤佐人参，目的在于壮阳益气。"又说："真武汤为少阴心肾阳虚兼水饮泛溢的主方，所治之证以有形之水泛溢肌肤为特征；附子汤是治疗寒湿之气弥漫，浸淫筋骨肌肉而致肌肉筋骨疼痛的主方，所治之证以无形寒湿浸渍肌肉筋骨为主。"从真武汤与附子汤的区别可以看出，生姜在治水方中的作用为治疗有形之水泛滥，比如水犯胃而呕吐。而且，茯苓甘草汤证说："不尔水渍入胃，必作利也。"说明此乃有形之水停于心下，故用生姜三两为君药，以温散心下有形之水邪。

（五）为什么茯苓甘草汤不用白术

《伤寒论》第73条说："伤寒，汗出而渴者，五苓散主之，不渴者，茯苓甘草汤主之。"这里用茯苓甘草汤与五苓散作对比，并指出渴与不渴是两者的区别，而且五苓散是用茯苓、桂枝配猪苓、泽泻、白术；茯苓甘草汤则是用茯苓、桂枝配生姜、甘草。然而五苓散中的茯苓、桂枝、白术则是苓桂术甘汤的重要组成部分，乃是治疗脾虚水停的主药。故而可以得出，五苓散证乃是脾虚水停，气不化水上滋而渴，而茯苓甘草汤证还未病及脾，只是水停心下，津液尚能上达，故而不渴。如《伤寒直解》所说："汗出而脾虚津液不能上输，故渴，用五苓散助脾气以转输。"又如清张隐庵所说："不渴者，津液犹能上达，但调中和胃可也，茯苓甘草汤主之。"《别录》记载白术有"益津液"的作用，《伤寒论》中理中汤的加减中也提到："渴欲饮水者，加术，足前成四两半。"成无己注解说："渴欲得水者，加术，津液不足则渴，术甘以补津液。"其实并不是白术能补津液，而是其有健脾之功，脾健则能转输津液上达，故其能治渴。综上所述，茯苓甘草汤之所以不用白术，乃是因为茯苓甘草汤并未伤及脾，而脾尚能转输津液上达。知道这里为什么不用白术，就知道五苓散和苓桂术甘汤为什么用白术。虽然苓桂术甘汤不一定有渴的症状，但脾虚水停相同，故用白术。知道茯苓甘草汤为什么用生姜，就知道苓桂术甘汤为什么不用生姜，乃是苓桂术甘汤为无形之水停于心下，并没有呕吐等证，故说"气上冲胸"。

（六）关于五苓散与茯苓泽泻汤的问题

五苓散和茯苓泽泻汤都有茯苓、桂枝、白术、泽泻。《金匮要略》中说："胃反，吐而渴欲饮水者，茯苓泽泻汤主之。"两方都有渴欲饮水的症状，故都用茯苓、桂枝加泽泻、白术。《神农本草经》认为泽泻有"消水养五脏，益气力，肥健"的功效，也就是说泽泻有将不正常的停水化为津液以"养五脏，益气力"的作用，其配合白术可以治疗脾虚水停口渴的症状。而茯苓泽泻汤还用了生姜四两以治胃反而吐。

三、从《神农本草经》中解读柴胡桂枝干姜汤[①]

柴胡桂枝干姜汤出自《伤寒论·辨太阳病脉证并治下》："伤寒五六日，已发汗而复下之，胸胁满，微结，小便不利，渴而不呕，但头汗出，往来寒热，心烦者，此为未解也，柴胡桂枝干姜汤主之。"同时此方也见于《金匮要略·疟病》附《外台秘要》方，书中记载："柴胡桂姜汤，治疟寒多，微有热，或但寒不热。"

柴胡桂枝干姜汤方

柴胡半斤 桂枝三两（去皮） 干姜二两 栝楼根四两 黄芩三两 牡蛎二两（熬）甘草二两（炙）

上七味，以水一斗二升，煮取六升，去滓，再煎取三升，温服一升，日三服。初服微烦，复服汗出便愈。

柴胡桂枝干姜汤证以柴胡作为君药，其治疗的症状也是少阳病所见的往来寒热、胸胁满、心烦等表现。但其组方用药有别于治疗少阳病的经典方剂如小柴胡汤、大柴胡汤，其治疗主症也多了小便不利、渴而不呕、头汗出。因此，本方的方义有待进一步探究。

方中应用柴胡作为君药，用量独重，达到了半斤，与大小柴胡汤用量一致。方中有柴胡、甘草、黄芩、姜，说明本方也是小柴胡汤的变方，用于治疗少阳病，因此症见胸胁满、往来寒热、心烦。柴胡一味，《神农本草经》载其主治为"心腹肠胃中结气，饮食积聚，寒热邪气"等。因此，本方可用以治疗少阳气机不畅（即《神农本草经》所谓"结气"），以致胸胁满；水液代谢失常（即《神农本草经》所谓"饮食积聚"），以致小便不利；以及少阳受邪（即《神农本草经》所谓"寒热邪气"），以致往来寒热。

黄芩与柴胡同用，正是柴胡剂的常见用法。《神农本草经》中记载黄芩能治疗"诸热"，能助柴胡清退少阳邪气。同时，患者少阳枢机不利，郁而扰乱心神，故症见心烦，因而用黄芩清之。

桂枝是张仲景的常用药，其临床作用多样。其一，本方条文载病者"伤寒五六日"，提示本来有外感表症，因此使用桂枝可配合柴胡而起到驱散表邪的作用。其二，《神农本草经》载主治"主上气咳逆，结气"，因此桂枝还能温通、平冲降逆。患者邪气阻滞少阳枢机，水液代谢失常，故饮邪积聚，因此

水液泛滥上冲则发为胸胁满微结，水液不能气化成尿液则小便不利，因此用桂枝温阳下气，行水降逆。其三，《神农本草经》载桂枝能"补中益气"。如桂枝汤倍用芍药加饴糖则为小建中汤，方中就是取桂枝补中益气，助脾胃运化的功效。患者饮邪积聚，应用桂枝能通过补中益气的作用，起到健脾利水的功效。

干姜在本方主要也是取其温通作用，配合桂枝以温阳健脾利水。《神农本草经》载干姜可用于治疗"胸满咳逆上气，温中，止血，出汗"。其用于治疗胸满，可能是因为其一方面能温肺散寒，去肺经之寒邪，如甘草干姜汤；另一方面能温化寒饮水湿，阻止水湿邪气泛滥侵犯上焦。因此，患者病机为少阳枢机不畅，水液代谢失常，用姜可起到温化寒饮的作用，并协助桂枝、甘草补中益气。

《神农本草经》记载，甘草主"五脏六腑寒热邪气"，因此本方使用甘草，也取其协助柴胡治疗"寒热邪气"的功效。此外，甘草合干姜，即为甘草干姜汤，在这里也取其助干姜以温化寒饮。

栝楼根，即现今之天花粉，《神农本草经》载其能治疗"消渴，身热烦满"。方中用此药，乃取其生津止渴之功效。本方症的病机中，患者经汗下后，津液受损、水液代谢失常，故症见口渴，正可用栝楼根治疗。此外，在小柴胡汤证或见症条文中，如患者出现口渴，加减法为去半夏加人参、栝楼根，正与本方符合。另外，《伤寒论》载"大病瘥后，从腰以下有水气者，牡蛎泽泻散主之"，本方栝楼根与牡蛎同用，也是取其利水生津之功效。

牡蛎，《神农本草经》载其"主伤寒寒热"，正符合本方寒热邪气之病机。此外，正如前面所述，牡蛎与栝楼根同用乃是取牡蛎泽泻散之义，能起到利水生津的功效。

因此，结合《神农本草经》分析本方用药，可以知道本方治疗的病机为伤寒经汗下后，邪入少阳，少阳枢机不利，因而水液代谢失常，饮邪内结，津液损伤。因少阳枢机不利，故症见胸胁满微结、往来寒热。因水液代谢失常，故症见小便不利。因津液损伤，故症见口渴。因少阳胆经郁热，故症见心烦。因此本方使用柴胡搭配黄芩以和解少阳邪气，用桂枝、干姜、甘草以温化水饮，用栝楼根、牡蛎利水生津。

而《金匮要略》中载本方可治疗疟病症见寒多，是因为其与本方所治的病机有相通之处。方中柴胡、黄芩和解以驱表里疟邪，桂枝、干姜、甘草温阳以散寒疟邪气，寒疟日久，必内生顽痰，故搭配栝楼根、牡蛎化痰软坚散结。

四、《伤寒论》和《金匮要略》中"支"字的含义①

医圣张仲景所著的《伤寒论》《金匮要略》问世至今近两千年，书中存在许多晦涩难懂的条文。理清仲景条文的内涵，对临床应用仲景方药具有重要的指导意义。其中，"支"字便存在一定的训诂争议。仲景书中，"支"字有时是作为"肢"的通假字出现的，表示肢体的意思，如"支节烦疼"（《伤寒论》第146条）、"诸支节疼痛"（《金匮要略》桂枝芍药知母汤条）等。而其余的"支"字则另有所指，如《伤寒论》中的"心下支结"和《金匮要略》中的"支饮"。至于以支字命名的上述证候和疾病，其含义是如何，历代注家则有不同见解。

《伤寒论》第146条："伤寒六七日，发热，微恶寒，支节烦疼，微呕，心下支结，外证未去者，柴胡桂枝汤主之。"而此条中关于"支结"二字的意思，历代注家均有不同解释。

方有执《伤寒论条辨》云："支结，言支饮抟聚而结也。"

程知《伤寒论经注》云："呕而支结，少阳证也，乃呕逆而微，但结于心下之偏旁，而不结于两之间，则少阳亦尚浅也。"

吴谦《医宗金鉴》云："支者，侧也，小也。支结者，即心下侧之小结也。"

柯韵伯《伤寒来苏集》云："可知微呕心下亦微结，故谓之支结，是表证虽不去而已轻，里证虽已见而未甚。"又"支结是痞满之始，即阳微结之谓"。

黄元御《伤寒论悬解》云："少阳经自胃口旁下胁肋，故心下支结。支结者，旁支偏结也。"

历代医家对"支结"的解释不尽相同，有的认为是心下两侧的痞结（吴谦、黄元御、程知），有的认为是心下的轻微痞结（柯韵伯），有的则认为是心下的支饮（方有执）。

翻阅《伤寒论》全书，并未找到其他涉及"支"字的描述。《金匮要略》与《伤寒论》同为仲景所著，故关于《金匮要略》中"支"字的研究，对《伤寒论》中"支"字的研究，也有着重要的参考意义。除去指代"肢体"的部分，《金匮要略》中"支"字主要出现在对"支饮"的描述中：《痰饮咳嗽病脉证并治》云："问曰：夫饮有四，何谓也？师曰：有痰饮，有悬饮，有

---

① 本部分由李景濠整理。

溢饮，有支饮……咳逆倚息，短气不得卧，其形如肿，谓之支饮。"历代医家对"支饮"的注解也不尽相同。

徐彬《金匮要略论注》云："支者，如果在枝，偏旁而不正中也。所以《伤寒论》有支结之条。"

吴谦《医宗金鉴》云："支饮者，饮后水停于胸，咳逆碍息，短气不得卧，其形如水状，即今之停饮，喘满不得卧之病。"

尤怡《金匮要略心典》云："其偏结而上附心肺者，则为支饮。支饮者，如水之有派，木之有枝。"

丹波元简《金匮玉函要略辑义》云："支，枝同，谓支撑于心膈之间，支满支结义皆同。"

医家对"支饮"的解释也不尽相同，有的认为是心肺两旁所结的水饮（徐彬、尤怡），有的认为是水饮停在胸中（吴谦），有的认为是心膈间的支撑感（丹波元简）。

比较《伤寒论》和《金匮要略》上述涉及"支"字的证候和疾病描述，并参考历代注家的解释，可以发现"支"字在两书中的含义是有联系的。总结上述医家观点，"支"字主要有三种解释：两旁、轻微、支撑。其中以第一种解释占多数。此观点也从同时代的《说文解字》中得到了佐证："支，去竹之枝也。从手持半竹。凡支之属皆从支。"《说文解字》认为，支字的本义，就是指脱离竹茎的竹枝，并由此代指附属在旁之物。从同为汉代著作《韩诗外传》中的描述可以发现，"支"字可能是一种疾病的名称。《韩诗外传·卷三》云"人主之疾十有二发，非有贤医，莫能治也。何谓十二发？曰：痿、蹙、逆、胀、满、支、鬲、盲、烦、喘、痹、风，此之谓也。贤医治之者若何？……无使群臣纵恣，则支不作"。

从该书提出的治国方法推测，要防止"支"病的发生，就要防止群臣以下犯上。在中医理论体系中，君主指的是心，群臣指的是其余脏腑，故"支"字可能是指心胸部受到其余脏腑之气的攻冲而产生的一种病理状态或疾病。

此观点在《黄帝内经》中得到了佐证：《灵枢·经脉》云"手少阴之别，名曰通里……其实则支膈，虚则不能言"。《素问·五脏生成》云"腹满膜胀，支鬲胠胁，下厥上冒，过在足太阴、阳明"。《素问·缪刺论》云"邪客于手阳明之络，令人气满，胸中喘息，而支鬲，胸中热"。

据学者考证，《灵枢》和《素问》中"膈""鬲"同。而"膈""鬲"作为疾病名词相对常见，虽然大都认为其指代的是噎膈，但有学者指出，《素问》中的"鬲"并非指噎膈，而是取"膈肌""隔阻"之义。《灵枢·经脉》、

《素问·五脏生成》、《素问·缪刺论》中均把"支"和"膈""鬲"并列，而《韩诗外传》亦把此两者并列，故可以认为"支"和"鬲"所指的病理状态或疾病有一定的相似性，都是指不通畅的状态，"支"的部位在心胸一带，"鬲"的部位在膈肌附近。

通过对《韩诗外传》《素问》《灵枢》相关内容进行考证，结合《伤寒论》及《金匮要略》的论述，可知"心下支结""支饮"中的"支"字，并非"侧支"之义，而是一种病理状态或疾病名词，指心胸部受逆气攻冲而致的气机不畅。丹波元简"支撑于心膈之间"的解释与之最为接近。

《伤寒论》第146条，因太阳少阳并病，邪气内犯少阳，胆火内郁，致胃失和降，故微呕；致心下受到胆火攻冲，故心下支结。《金匮要略》中的"支饮"，则是水饮攻冲于心胸之中，致肺不宣发，不能司呼吸，故咳逆倚息、短气，不得卧；致肺不能通调水道，心阳不能温煦推动，故其形如肿。可见，两书中"支结""支饮"中"支"字的含义是一致的。

弄清楚"支"字的含义后，临床上可灵活运用柴胡桂枝汤，用于治疗少阳枢机不利、升降失调兼有水饮停留所致的各种消化系统疾病。方中桂枝、芍药平冲降逆，柴胡、黄芩调和少阳枢机，半夏、生姜温化水饮，人参、甘草、大枣健运中焦，切合病机。治疗时的主要着眼点和核心症状为"心下支结"，即胸部、剑突下的胀满和攻冲不适感。

五、浅谈经方治疗脾胃相关疾病[①]

杨大坚教授熟习《伤寒论》，运用《伤寒论》中的经方（半夏泻心汤、旋覆代赭汤、小建中汤）治疗脾胃相关疾病，积累了丰富经验，收获了显著的临床疗效。

脾胃相关疾病包括急性胃炎、慢性胃炎、胃和十二指肠溃疡及胃神经官能症等等。现代医学在鉴别上有较细的特征区分，如慢性胃炎、胃神经官能症，食欲不振比较明显，多有胀满的感觉。但胃神经官能症，精神情志的影响与症状的发生、变化相关性比较明显，而一般药物又不能减轻其症状，其往往还伴有头痛、头晕、心悸、无力等症状。急性胃炎、胃和十二指肠溃疡，主症则有明显的疼痛。不过，胃和十二指肠溃疡的痛，多以隐痛、胀痛、灼痛为主，并带有周期性或节律性（如食后或季节变化之际），两者甚至有出血症。

---

① 本部分为程敏整理。

这些疾病，一般都有恶心、呕吐、嗳气、反酸、胀满、食欲不振、疼痛等症状。中医在鉴别区分上没有西医那么明确，但在辨证施治上却有其严格的规律性，这是必须用中医的辨证规律去理解和掌握的。

《伤寒论》第100条：伤寒，阳脉涩，阴脉弦，法当腹中急痛，先与小建中汤。小建中汤这个方子，就是在桂枝汤的基础上倍芍药而加饴糖一升而成。桂枝汤在外调和营卫，在内调和脾胃，调和脾胃就是调和脾胃的阴阳、气血，这是桂枝汤的特点。什么叫腹中急痛？它有两个特征：一个就是用腹诊，按患者的肚子、腹肌，就像成条儿，拘急、痉挛，一条一条的，这是一个特征。另外，当患者感觉肚子痛的时候，肚子里的肌肉往里抽，这是另一个特点。为什么这样？因为虚，血也不足了，不能够滋润、营养肌肉筋脉。再加上肝气的郁结，就腹中拘急而疼痛。所以在桂枝汤里加芍药、饴糖，饴糖是缓中补虚之药，能够缓解肚子里拘急，补脾气之虚，所以叫建中。加芍药，酸甘化阴而于土中平木，它能够缓解拘急，能治血脉的痉挛，对于腹中疼痛、腹肌痉挛有特效。因此杨大坚教授认为，胃病中没有恶心、呕吐等症，但痛，且腹中急痛，腹肌紧张，喜温喜按，即建中汤证者，用小建中汤即效；但有呕恶则不可，以此证不喜甘故也。

《伤寒论》第149条称："伤寒五六日，呕而发热者，柴胡汤证具，而以他药下之，柴胡证仍在者，复与柴胡汤。此虽已下之，不为逆，必蒸蒸而振，却发热汗出而解。若心下满，而硬痛者，此为结胸也，大陷胸汤主之，但满而不痛者，此为痞，宜半夏泻心汤。"

半夏泻心汤方

半夏　黄芩　干姜　人参以上各三两　　黄连一两　大枣十二枚　甘草三两

上七味，以水一斗，煮取六升，去滓，再煮，取三升，温服一升，日三服。

半夏泻心汤是三泻心汤（半夏泻心汤、生姜泻心汤和甘草泻心汤）的主方，主治中焦痞塞，形成原因是误用下法导致脾胃气受损、脾胃不和，出现中焦气机不畅、脾胃升降失调的现象。半夏泻心汤的主证，一个是有心下痞而呕，二个是大便不调。《神农本草经》称：半夏能治疗伤寒寒热，心下坚（心的下边就坚，坚者坚硬也），胸胀咳逆。所以半夏能治心下的痞结。半夏泻心汤是七味药组成的，实际上是小柴胡汤去柴胡，加上黄连，生姜变成干姜，换了一味药，改了二味药。这个方子有三组药：一个是辛味药，半夏、干姜是辛味药；一个是苦药，黄连、黄芩是苦药；一个是甜药，人参、甘草、大枣都是甜药。古人将之概括为"辛开苦降甘调法"。近代医学的胃炎，急、慢性胃炎，也包括一些溃疡病如胃溃疡、消化道溃疡，还有肝炎，只要是有这些症状，即心下痞，寒热升降之气不和，这个方子都有效。

杨大坚教授认识到，上述诸病以呕吐、下利（或便溏）、肠鸣、心下痞硬（满而不痛或闷胀发堵）为主，或兼其他证候表现如胃疼、食欲不振等，均以半夏泻心汤、甘草泻心汤、生姜泻心汤主治之，因三方都有半夏、干姜降逆逐饮，黄芩、黄连解热止下利，胃气不振为客邪内侵的主因，故补之以人参，调之以大枣、甘草。其中生姜泻心汤更对嗳气、食臭有良效。服生姜泻心汤后，或有吐利的瞑眩状态，此应提醒病家不必惊慌。如果恶心得厉害并牵扯到头痛（尤其是偏头痛）或胃疼得厉害，应加吴茱萸，或者与吴茱萸汤之合方。吴茱萸汤证以水气上冲波及头脑者最为对证，但胃有热时则不宜。其中甘草泻心汤对下利无度、日数十行，谷不化者，有速效。

若以嗳气为主，有呃逆、泛酸之类，其和上面所言不同的是无肠鸣、下利，但心下也发堵（心下痞硬），此类应主用旋覆代赭汤治之，因方中有生姜、半夏降逆止呕，人参补胃以治心下痞硬也。若胃酸过多，胃痛也偏重者，要加制酸药，以乌贼鱼骨（海螵蛸）最为常用。更奇妙的是，此方（旋覆代赭石汤加乌贼鱼骨）并无通便药，但吃了就能通大便，实为中医之宝贵经验，岂可等闲视之。本方用于十二指肠溃疡，亦有较好疗效。

伤寒发汗，若吐，若下，解后，心下痞硬，噫气不除者，旋覆代赭汤主之。（《伤寒论》第169条）

旋覆代赭石汤方

旋覆花三两　人参二两　生姜五两　切代赭石一两　大枣十二枚　甘草三两　半夏半升

由于肝气不和、脾胃虚弱、痰气上逆引起心下痞硬、发汗，或吐后，或下后，损伤脾胃之气，脾胃运化不及，痰饮内生，此时肝气乘虚横逆脾胃导致胃气不和，出现心下痞硬、噫气不除。由于胃虚，痰饮之邪和肝气合而上犯于胃，使脾胃之气不和，就会出现心下痞硬，胃气加上肝气、痰气的上逆，因此就"噫气而不除"。此时，脾虚肝乘、土虚木乘，嗳气症状厉害，比生姜泻心汤的噫气要重，比甘草泻心汤的干呕也要重，它不是干呕，是嗳气，所以用"旋覆代赭石汤主之"。这个方子调和脾胃，消散痰饮，镇肝降逆，心下痞、嗳气就得到解决了。这个方子是由旋覆花、人参、生姜、半夏、代赭石、大枣、甘草这些药物组成的。旋覆花能够散凝结之气，治心下之痞，既能够疏肝，又能够利肺。《神农本草经》说旋覆花带咸味。中药的花有上行之效，旋覆花又有咸味，所以能够利气、下气，既能够利肝气，也能够利肺气。肝肺之气一利，痞结之气能够散，噫气、嗳气也就能治好。《金匮要略》里也有旋覆花汤治肝亢，就肝痹。代赭石是一种矿物药，有镇坠的作用，可以镇肝降迎，还有一点活血的作用。光用旋覆花疏肝利气还不行，因为肝气非常横逆，所以加上代赭石以镇肝气。镇者，镇服也，使肝气有所畏惧，使它镇服，就不逆了。这两个药合在一起，一利一镇，一个是疏利的，一个是潜镇的，这样肝气就不上逆了。所以这两味药是主药。

为什么用半夏、生姜？因为胃气不和。杨大坚教授认为，胃病中若以胀满为主，也呃逆，但以呃逆为舒，不似旋覆代赭石汤之以呃逆为苦，此类以茯苓饮主治之。方内有苍术，重在治胃。又有大量橘皮行气，痛重则加元胡二钱，胀满得厉害可加木香、砂仁等芳香药。主在治痛（胃溃疡或十二指肠溃疡）的还有甘草粉蜜汤，但原方宜去铅粉而加祛瘀止痛的白及，用于治胃溃疡有百发百中之效，尤其对胃出血用之更好。服法如下：炙甘草八钱至一两，白及三至四钱，蜂蜜一两半，先煎前两味，去滓，加蜂蜜再煎，把水分煎除一些成糊状，作一剂服。《金匮要略》曰："蛔虫之为病，令人吐涎，心痛，发作有时。毒药不止，甘草粉蜜汤主之。"铅粉有毒，但加蜂蜜、甘草，则与人无伤，此黏滑性药物，食后附着在胃壁上，故不伤人，可是能诱杀蛔虫，甘草、蜂蜜又能治痛，可见古方配伍之妙。此类胃痛很多见，上述两方效果平稳可靠。不过，小建中汤有些偏温，利于虚寒证而不利于虚热证。有些时候患者是食道痛，但他说不清楚是胃还是食道，这种情况必须详审细问，若为食道，有热者则多为栀子豉汤证。

六、半夏泻心汤的临床应用[①]

半夏泻心汤是杨大坚教授临床常用方剂之一，主要用于半表半里阴证的上热下寒证，主要症状为心下痞满而不痛，肠鸣或下利；凡是符合病机或主症的均可使用，根据不同情况进行加减，可扩大其适用范围。

（一）半夏泻心汤简介

（1）药物构成：半夏、黄芩、干姜、人参、炙甘草、黄连、大枣。

（2）应用指征：胸脘痞满，纳呆气逆，苔腻舌红，脉象弦滑。

（3）具体症状：上腹部不适，或胀满、隐痛，或呃逆、嗳气，或泛酸、

---

① 本部分由程敏整理。

烧心，舌苔腻，或白腻，或黄腻，舌质暗红，脉象弦滑，或有数象。

（4）主治疾病：慢性胃炎、食道炎、胆汁反流性胃炎、慢性胆囊炎、慢性消化性溃疡、慢性结肠炎等。

（5）作用机理：寒热互用以除湿热，辛开苦降以序升降，补泻同施以扶正祛邪。

关于半夏泻心汤的相关文献如下。

《伤寒论》第149条："伤寒五六日，呕而发热者，柴胡汤证具，而以他药下之，柴胡证仍在者，复与柴胡汤。此虽已下之，不为逆，必蒸蒸而振，却发热汗出而解。若心下满，而硬痛者，此为结胸也，大陷胸汤主之，但满而不痛者，此为痞，柴胡不中与之，宜半夏泻心汤。"

《金匮要略·呕吐哕下利病》："呕而肠鸣，心下痞者，半夏泻心汤主之。半夏半升（洗）、黄芩、干姜、人参、甘草炙各三两，黄连一两，大枣十二枚（擘）：右七味，以水一斗，煮取六升，去滓，再煎取三升，温服一升，日三服。"

《伤寒论》第157条："伤寒，汗出解之后，胃中不和，心下痞硬，干噫食臭，胁下有水气，腹中雷鸣下利者，生姜泻心汤主之。"

《伤寒论》第158条："伤寒中风，医反下之，其人下利日数十行，谷不化，腹中雷鸣，心下痞鞕而满，干呕心烦不得安，医见心下痞，谓病不尽，复下之，其痞益甚，此非结热，但以胃中虚，客气上逆，故使鞕也，甘草泻心汤主之。"

从条文看出，三个泻心汤的主症都有心下痞，而半夏泻心汤是三泻心汤的主方。该方前面有介绍（见本书第54—55页），此处不赘。

杨大坚教授认为，半夏泻心汤、甘草泻心汤、生姜泻心汤三方都有半夏、干姜降逆逐饮，黄芩、黄连解热止下利，人参、大枣、甘草可提振胃气。其中，生姜泻心汤主要强调的是心下痞硬，干噫食臭，胁下有水气，腹中雷鸣下利。其重用生姜能起到温化水饮的作用，更对嗳气、食臭有良效；同时，生姜与半夏配伍，即为小半夏汤。服生姜泻心汤后，或有吐利的瞑眩状态，此时应提醒病家不必惊慌。如果恶心得厉害并牵扯到头痛（尤其是偏头痛）或胃疼得厉害，应加吴茱萸，或者与吴茱萸汤之合方。吴茱萸汤证以水气上冲波及头脑最为对证，但胃有热时则不宜。甘草泻心汤对下利无度、日数十行、谷不化者，有速效，因为复下之后导致的其痞益甚，虚的程度更明显，所以在半夏泻心汤的基础上把甘草调整至四两，使其主要发挥甘温益气的作用。

因此临床以心下痞为主证，如辨证为半表半里阴证，见寒热错杂，则考虑半夏泻心汤；如患者出现下利或水气明显，则考虑生姜泻心汤；如患者以心下痞为主，但是虚的程度更加明显，则用甘草泻心汤。

（三）半夏泻心汤应用拓展

1. 半夏泻心汤加吴茱萸或肉桂

主治慢性胃炎伴有泛酸、呕恶者，方中黄连、吴茱萸配伍，为左金丸，有抑肝和胃制酸之功效。具体应用时，黄连与吴茱萸的用量比例为2∶1。若将吴茱萸改为肉桂，有交通心肾、清心安神之效。应用时，黄连与肉桂的用量比例以2∶1为宜。

2. 半夏泻心汤加夏枯草

主治慢性胃炎伴有头痛、失眠者，方中半夏与夏枯草为对药，半夏五月而生，夏枯草五月而枯，阴阳交替，引阳入阴，颇宜失眠症；夏枯草还可解肝经郁热之头痛，国医大师朱良春在此基础上加珍珠母，以入肝安魂，用于多种肝病所致的顽固性失眠。

3. 半夏泻心汤加霍香三味

即加霍香、佩兰、砂仁，此三味有醒脾开胃之功，合用之，主治湿浊阻中，阻遏纳运，五谷不馨，口腻而黏，或时有黏沫吐出，舌苔细腻，具体应用时，霍香三味以后下为宜。

4. 半夏泻心汤加三花

即厚朴花、代代花、佛手花，三花具有辛香开胃、健脾化湿的功效。主治慢性胃炎，湿热阻中，气机不利，引起胃脘不舒，时时胀满，尤以午后为甚，或伴有呃逆，舌面有淡淡白腻苔，脉象沉滞者。

5. 半夏泻心汤加百部、黄芩

主治胃食管返流引起的咳嗽。咳嗽是本病最常见的食管外症状之一，常被人忽视，而主症为胃灼热、泛酸及胸痛、恶心等，咳嗽多为刺激性干咳。百部、黄芩为清热止咳对药，具有清而不寒、止而不塞的功效。

6. 半夏泻心汤加丹参、赤芍、降香

丹参、赤芍、降香具有活血化瘀、理气止痛的作用，用于"心胃同病"者，即患慢性胃炎伴有心肌缺血者，常伴有胸闷、胃痞、舌质黯淡、呃逆频频。

7. 半夏泻心汤加封髓丹

封髓丹即砂仁、黄柏、甘草，主治脾胃不和常犯口腔溃疡者，但其舌苔必黄腻或白腻，两方合用，具有清热化湿、培土伏火之效，多发者可加川牛膝、

淡附片（或肉桂），以冀引火归原。

8. 半夏泻心汤加牡丹皮、栀子

主治由于脾胃湿热所引起的牙龈肿痛，或夜间睡眠时磨牙，咯咯作响。牡丹皮清热散瘀；栀子生用以清气分热郁，炒用以清血分热郁，临床随证选用。栀子用量宜小，以免苦寒太过伤及中气。

9. 半夏泻心汤加枳术汤（丸）

枳术丸由枳实、白术组成，是健胃消食之名方，枳实消积滞，白术补脾元，一缓一急，一补一消，与半夏泻心汤配伍，主治脾胃湿热，虚中夹积，胃脘痞满，食而不化之慢性胃病者。

10. 半夏泻心汤加黄芪、三七粉

主治消化性溃疡，症见胃脘隐痛、吞酸、烧心，或有黑便，身体日渐消瘦，黄芪补脾健胃，益气摄血，助血运行；三七粉可祛瘀血生新血，冲服为宜，两味合用，可促使溃疡愈合。

11. 半夏泻心汤加生白术、杏仁、火麻仁

主治慢性结肠炎所致之便秘。生白术健脾促运化，杏仁降肺气以润肠，火麻仁润肠通便，其取效之妙在于生白术用量，一般成年人需30 g或更多，顽固便秘者，可用60 g或90 g。

12. 半夏泻心汤加扁鹊三豆饮

三豆饮由白扁豆、赤小豆、绿豆、金银花组成，有利湿、清热、解毒的作用。两方合用，对于脾胃湿热引起的胃脘胀满、不思饮食、舌苔腻，伴有面部生痘、生疮、生斑者，是首选的复合方剂。

第四节 临证心得

一、调气活血思想在老年脑病中的运用[①]

气血理论是中医学的重要理论之一，气与血是构成人体并维持其生命活动的最基本物质，如《素问·调经论》指出"人之所有者，血与气耳"。气的温

---

① 本部分由甘斌整理。

煦、血的濡养，维持着人体的五脏六腑、四肢百骸的正常生理功能，故《难经·二十二难》曰："气主煦之，血主濡之。"《仁斋直指方》言"气为血帅，气行则血行，气滞则血止"，气血相互依存，互相联系，二者协调共同维持机体的生命活动。《素问·调经论》曰："血气不和，百病乃变化而生。"故二者在病理上相互影响，气病及血或血病及气，最后导致气血同病，因而治疗上则应遵循《素问·至真要大论》所言"疏其气血，令其条达，而致和平"。《景岳全书》："血必由气，气行则血行，故凡欲活血或攻或补，皆当以调气为先。"

（一）气虚血瘀，补气活血

清代王清任所撰《医林改错》中，治疗气虚血瘀证的代表方剂有补阳还五汤、黄芪赤风汤、黄芪防风汤、黄芪甘草汤、黄芪桃仁汤、急救回阳汤等，均以补气为主，佐以活血化瘀，标本同治，若"有专用补气者，气愈补而血愈瘀"。以上诸方中，除急救回阳汤无黄芪外，其余方剂均以黄芪为要药，由此可见王氏用补气药独重黄芪，大抵因其有邪驱邪，无邪扶正，有补虚之功而无留邪恋邪之弊。对一般气虚之症，黄芪用量由少渐增，长期间断服用，可达攻补进退之目的。黄芪的随证增减，皆有准绳：大剂量有益气固脱、补气摄血之效，用于"产后抽风、两目天吊、口角流涎、项背反张、昏沉不省人事"等急症，如黄芪桃红汤；中剂量有补气活血或补气升提之长，如补阳还五汤、黄芪防风汤、古开骨散等；小剂量有补益脾肺或走表实卫，托毒外出之功，如可保立苏汤、保元化滞汤、足卫和荣汤、黄芪赤风汤、止泻调中汤、助阳止痒汤等。

（二）气滞血瘀，理气活血

《医林改错·痹证有瘀血说》言："能使周身气血通而不滞，血活而不瘀，气血通活，何患疾病不除。"可见导致血瘀的原因主要是气滞，治疗大法即是理气活血。代表方有通窍活血汤、血府逐瘀汤、膈下逐瘀汤、少腹逐瘀汤、身痛逐瘀汤等，病位与治法皆寓于方名之中，因病定位，因势攻邪，药证相符。根据气滞的程度、血瘀部位的不同，在应用桃仁、红花、赤芍等活血化瘀的基础上，配伍相应的引经气分药。如取麝香、葱、酒等辛温通窍之品，升阳气以上行，治疗头窍血瘀；加入桔梗、柴胡、枳壳等开胸散结，引活血药布达血府；用乌药、香附、延胡索疏利肝胆气机，化膈下之瘀血；以小茴香、延胡索、川芎理气祛寒，通行下焦寒瘀。

（三）补气活血之补阳还五汤在神经系统疾病的临床应用

补阳还五汤

黄芪四两，生　归尾二钱　赤芍一钱半　地龙一钱　川芎一钱　桃仁一钱
红花一钱

方中重用黄芪，大补元气，气旺血行，瘀去络通，为君药。当归尾补血活血，化瘀而不伤正，为臣药。川芎、赤芍、桃仁、红花活血通络，行气化瘀；地龙通经活络，力专善走，周行全身，以行药力，共为佐药。综观全方，气旺血行以治本，祛瘀通络以治标，标本兼顾，共奏补气活血通络之功。药理研究表明，本方具有抑制血小板活化因子活性、提高红细胞钠泵活性、降低血黏度、抑制血栓形成、促进血栓溶解、促进对脑微血管细胞增殖和损伤的保护、改善脑缺血后的再灌注损伤、提高免疫系统功能等作用，可以改善 VD 大鼠学习和记忆功能的障碍等。补阳还五汤血清的研究主要集中于该药物血清对细胞的影响，涉及的细胞种类有脑皮层神经元细胞、胚胎神经上皮细胞、神经干细胞和血管内皮细胞等。临床用于糖尿病周围神经病变、神经性肌萎缩、血管性痴呆、坐骨神经损伤、周围性面瘫、老年性痴呆、颈源性眩晕、外伤后头痛、颈动脉斑块、腓肠肌头神经肌萎缩、神经根型颈椎病等。

"中风"之名首见于《灵枢·邪气藏府病形》。其后张仲景在《金匮要略》中指出其病机为"正气引邪，喝僻不遂"。在《黄帝内经》中记述为"大厥""薄厥""仆击""偏枯""风痱"等病证，与中风病在卒中昏迷期和后遗症期的一些临床表现相似。《黄帝内经》对本病的病因病机也有一定认识，如《灵枢·刺节真邪》："虚邪偏客于身半，其入深，内居营卫，营卫稍衰，则真气去，邪气独留，发为偏枯。"王清任以《黄帝内经》气血理论为基础，并受张仲景提出的中风正虚邪实、"正气引邪论"的启发，在李东垣"气虚说"的基础上，提出"半身不遂，亏损元气是其本源制"，以半身因"血管无气，必停留而瘀"来阐述半身不遂的发生机制，承前启后地提出"气虚血瘀"致中风的理论。在中风的治疗上，王清任吸收了丹溪治以"四物汤加桃仁、红花"的经验，在活血化瘀药物的应用上注重活血与补血之品同用，并且主张在辨治血瘀证时，必须"审气血之荣枯，辨经络之通滞"，若"能使周身之气通而不滞，血活而不瘀，气通血活，何患不除"，即所谓"治瘀必求于气"，创补阳还五汤、血府逐瘀汤等名方。

补阳还五汤具有补气、活血、通络之功效，主治中风之气虚血瘀证。症见半身不遂，口眼涡斜，语言謇涩，口角流涎，小便频数或遗尿失禁，舌暗淡、

苔白，脉缓无力。临床常用于治疗脑血管意外后遗症、冠心病、小儿麻痹后遗症，以及其他原因引起的偏瘫、截瘫，或单侧上肢或下肢痿软等属气虚血瘀者。本方重用生黄芪补气，意在气旺则血行，去瘀通络，为本方君药。当归尾活血通络而不伤血，为臣药。赤芍、川芎、桃仁、红花协同当归尾以活血祛瘀；地龙通经活络，力专善走，周行全身，以行药力，亦为佐药。《医林改错》卷下："此方治半身不遂，口眼歪斜，语言謇涩，口角流涎，下肢痿废，小便频数，遗尿不禁。"近代名医张锡纯在《医学衷中参西录》中言："至清中叶王勋臣出，对于此证，专以气虚立论，谓人之元气，全体原十分，有时损去五分，所余五分，虽不能充体，犹可支持全身。而气虚者，经络必虚，有时气从经络处透过，并于一边，彼无气之边，即成偏枯。立补阳还五汤，方中重用黄芪四两，以峻补气分，此即东垣主气之说也。然王氏书中全未言脉象何如，若遇脉之虚而无力者，用其方原可见效；若其脉象实而有力，其人脑中多患充血，而复用黄芪之温而升补者，以助其血愈上行，必至凶危立见，此固不可不慎也。"

杨大坚教授临证处方时，结合患者伴随症状而在此方基础上随证加减。如半身不遂以上肢为主者，加桂枝、细辛以温经通络；以下肢为主者，加牛膝、杜仲以引药下行，补益肝肾；颈项部酸痛明显者，加入葛根、羌活以舒筋通络；日久效果不显著者，加地龙、全蝎以破瘀通络；语言不利者，加石菖蒲、郁金、远志等以化痰开窍；口眼歪斜者，合用牵正散以化痰通络；痰多者，加法半夏、胆南星、竹茹以化痰；湿重者，加薏苡仁、茯苓健脾祛湿；体质偏阳虚者，加熟附子、干姜以温阳散寒；脾胃虚弱者，加党参、白术、白扁豆以补气健脾。

二、脾胃疾病的中医治疗经验[①]

《黄帝内经》云，"脾者，土也""土者生万物""脾乃后天之本"，脾病则"五脏不安"。脾胃健运，则气血充足，阴阳俱荣；脾胃失运，则气血生化源乏，阴阳俱衰。张仲景亦言"内伤脾胃，百病由生"，由此可见脾胃对于人体的重要性，治养脾胃可防治脏腑病症，即所谓"运脾调五脏，和胃畅六腑"。然而，当今社会，现代人生活节奏加快，工作压力增大，情绪、精神、心理亦是疾病的重要影响因素；此外，现代饮食结构发生巨大改变，过精过

---

① 本部分由余莹整理。

细、过食肥甘厚味、嗜酒无度等，加之体力活动的大幅减少，多种因素影响下，导致现代脾胃疾病高发，但其证候特点及临床诊治又与古时相异。杨大坚教授在传承古代脾胃病论治思想的基础上，结合自己数十年的临床诊疗积累，提出以下几点脾胃疾病的中医治疗经验。

（一）活用经方

经方，主要指汉代以前经典医药著作中记载的方剂，以张仲景的方剂为代表。"惟仲景则独祖经方，而集其大成，惟此两书，真所谓经方之祖。"通常所说经方，多指《伤寒论》《金匮要略》中的方剂，乃是相对于宋、元以后出现的时方而言。其中《伤寒论》载方113首，《金匮要略》载方205首，除去重复的38方，共计280方。《伤寒论》载药90味，《金匮要略》载药192味，除去重复的76味，共计206味。经方是"医方之祖"，后世中医学家称《伤寒杂病论》为"活人之书""方书之祖"，赞誉张仲景为"医圣"。古今中外的中医学家常以经方作为母方，依辨证论治的原则而化裁出一系列的方剂。经方的特点可概括为"普、简、廉、效"。经方是古人智慧的集合，是历代著名医家辨治疾病极为常用的基础代表方。在临床诊疗中，杨大坚教授注重经方的应用，如在胃食管反流性疾病中，他常用经方左金丸、旋覆代赭汤、香附旋覆花汤、四逆散、大柴胡汤、柴芍六君汤合左金丸、柴胡疏肝散等。由于辨证准确，加之活用经方，临床疗效甚佳。

（二）重视"脾升胃降"

中医认为，脾的主要作用为运化，胃的主要作用为受纳，二者互为表里，乃机体气机升降的重要枢纽。中医升降理论是中医基础理论中的精髓，亦是中医"阴阳观"的体现。"升"为上升，可将清阳之气进行有效上升；"降"为下降，可使浊阴之气下降。"升""降"具有相互对立性，且具有彼此关联性。升降理论是在机体中进行脏腑经络、阴阳气血相关运动的一个过程，在整个机体功能活动中均有明显体现。尤其在脾胃部，升降功能具有较显著的作用。

现代人由于饮食、情志、自然社会环境等诸多因素影响，导致脾胃病中气机郁滞多见，临床治疗脾胃病时，更应重视"脾升胃降"的生理关系，重视气机升降理论的应用。人体升降中枢为脾胃，脾胃作为机体的元气之本，在精气升降中可充分发挥枢纽作用，而且是气血生化的源头。脾胃的主要作用为运化水谷精微，脾升时可保持健康状态，胃降时可保持调和之效，此过程中均涉及气机升降。气机升降是升降理论的重要组成部分。脾胃和气具有明显相关性，将升降理论应用到医学中，与脾胃具有明显关系。当饮食到达胃部时，会使精气游溢，往上可输送到脾部，发挥脾气散精的生理作用，再往上则输送到肺部，对水道具有通调作用，往下输送到膀胱，可使水精四布，且具有五经并行之效。此过程是升降理论，同时也是脾胃学说，描述了水谷精气于机体中进行升降出入的过程，论述了脾胃的运化功能。若清气降至下方，往往形成飧泄；若浊气升到上方，往往导致膜胀发生。如此，可采用气机升降理论对脾胃疾病的相关症状进行阐释。由于脾胃在精气升降运动中作为枢纽存在，因此当患者出现脾胃病时，往往会导致机体升降平衡受到影响。由于脾胃是气血生化的源头，因此当患者出现脾胃病时，气血匮乏往往导致升降功能无法发挥作用；由于脾胃在水谷精微的运化中发挥主要作用，因此当患者出现脾胃病时，往往导致运化失调，致使升降功能无法充分发挥。由此可知，脾胃病会导致升降出现紊乱，而升降失调会造成脾胃病的发生。脾胃病发生的主要病机为脾胃出现气机失调情况，升降出入出现异常。在临床中对患者进行药物治疗时，药性升降理论得到有效应用，在对脾胃病进行治疗时，药物的使用也需要符合药性升降理论。因此，杨大坚教授在临床脾胃病的诊疗中强调，要重视脾胃升降理论的灵活应用。

（三）适时寒热并用

脾胃病症中，寒热错杂证属于典型证型，主要采用寒热并用的方式治疗。所谓的寒热并用，指的是对于升降失常、阴阳不调以及寒热错杂症状，通过温热药、寒凉药的配伍使用，两者相反相成发挥特有的作用。寒热错杂证复杂性高，治疗难度较大，用药配伍过程中，应该掌握阴阳相济、君臣相佐、热因寒用的原则。比如，出自《丹溪心法》中的左金丸在治疗寒热错杂证中效果显著，方中以黄连、吴茱萸为主要药物，其中，黄连具有清热泻火的作用，而吴茱萸性情温和，能够发散郁邪，两种药物配伍使用，寒热并用，以热佐寒，起到降逆止呕、泻肝和脾的功效。在胃食管反流病、慢性胃炎、溃疡性结肠炎、功能性消化不良等临床常见病中，寒热错杂证多见。杨大坚教授认为，脾胃病的重要病机是寒热错杂，核心病机为脾寒胃热。脾为太阴，其气易虚，虚则有寒，胃为阳明，受邪易实，实则易热，因而治疗可用经方中寒热错杂证的代表方剂，其常以半夏泻心汤、生姜泻心汤、乌梅丸等为基本方，加减变裁，辛开苦降，寒热同调，同时注重脾胃的生理特性，遣方时加入健脾益气、养阴生津的党参、白术、柴胡、玉竹、麦冬、沙参、生地等药物，从而达到寒热并用以调阴阳，辛降并进以顺其升降。杨大坚教授灵活巧妙地寒热并用，散寒之中配以清热，清热之中伍以温散，温清两法并投，体现了中医辨证论治的基本特点及祛邪扶正、三因制宜、调理阴阳的基本治则，是方剂配伍的精华之一。

（四）考虑岭南区域特性

中医诊疗疾病强调"三因制宜"，要因时因地因人论治。杨大坚教授门诊就诊患者多为岭南地区人群，因此，他强调临床中要将环境、气候、体质等因素考虑在内，结合岭南特殊地理气候特点辨证予方，往往事半功倍。

从地理特性来看，岭南位于我国的南端，北以越城岭、都庞岭、萌渚岭、骑田岭、大庾岭此五岭为屏障，南以南海为界，常年日照充足，气候炎热，又受暖湿气流影响，湿润多雨，热与湿胶结蒸炽，"炎方土薄""濒海地卑"，由此形成了岭南地区独有的"阳燠之气常泄""阴湿之气常盛"的气候。此外，从饮食习惯来看，岭南地域濒临海洋，盛产海产品，又因其属亚热带气候，多产榴莲、芒果、荔枝一类甜腻助湿的水果，岭南人本已处于湿热环境中，易招受湿热邪气，又因海鲜鱼蟹厚腻之品生痰化热、榴莲荔枝等性温甜腻之品阻遏脾胃气机以助湿停运，加之岭南人喜自行煲汤进补，补品之辈大多性温滋腻，往往加重碍脾，"外邪入里，里湿为合"，内外之邪合而为病。"六气之中，湿热为病，十居八九"，岭南地区疾病的发生多以湿热或兼夹湿热之邪为患。基于此，岭南地区脾胃病多见"脾虚湿热"证候，如腹痛溏泄、脘腹胀闷、食欲不振、舌苔厚腻等，清利湿热的同时兼顾健脾化湿，其临床常用藿朴夏苓汤，该方具有理气和胃、清热化湿的功效。方中，藿香、豆豉具有疏表祛湿的功效，厚朴、白蔻仁具有芳香化湿之功效，半夏运脾，杏仁具有开泄肺气、自调水道的功效，而泽泻、茯苓、苡仁、猪苓能够调通水道、利湿淡渗。

总结而言，脾乃后天之本、气血生化之源，大到心肝肺肾的精微供应，小到眼耳鼻口的滋润濡养，无不依赖脾之健运。四肢肌肉禀呈脾运化而来的水谷精微才得以生养，经脉骨节赖脾之主才不致痿废不用，脾纳运有常，三焦气机升降有度，五脏六腑调和皆安。张仲景"四季脾旺不受邪"之说强调了脾胃对人体的重要性。杨大坚教授深谙脾胃之重要性，临床诊治脾胃病时不忘经方，灵活变通，重视脾胃升降，适时寒热并用，同时兼顾患者所处地域环境特点，三因制宜，辨证论治。

65

三、泌尿生殖系统疾病的中医辨治经验①

中医认为肾为先天之本，其功能之涵意甚广，举凡泌尿、生殖以及生长发育皆属肾之所司。《素问》诸篇记载，"肾主水"，"司二阴"，"主五液"，"肾者作强之官，伎巧出焉"，"肾者主蛰，封藏之本，精之处也，其华在发，其充在骨"，"肾主骨髓"。又《素问·上古天真论》云："丈夫八岁，肾气实，发长齿更。……七八，肝气衰，筋不能动，天癸竭，精少，肾脏衰，形体皆极。八八，则齿发去。"由此可知生长发育、体力盛衰，亦无不与肾有关。在病理上，浮肿、多尿、癃闭、遗精、早泄、阳痿、疝气、骨痿、腰痛、足软、头痛、眩晕、耳鸣、不眠、喘息……甚至老人之大便秘结，壮年五更泻，以及小便失禁等，无不责之于肾。其他脏器之亏损，亦可从肾治。至于道家所云"守丹田，通督任，固命火"，也均归之于肾。然在现代医学言之，则是狭义的，肾脏只被视为泌尿器官而已。

膀胱炎可分急性与慢性二种，常并发尿道炎，尿中含血且见混浊。八正散、萆薢分清饮及《济生方》小蓟饮子、《类证治裁》之六味阿胶丸，均可选用。尿时疼痛淋漓不畅者加琥珀、檀香等药颇效。

前列腺肥大，小便淋漓，甚则血尿，可用四苓，加瞿麦、石苇，或猪苓汤、滋肾通关丸。有用犀黄丸加银翘、萆薢亦效。睾丸、副睾丸炎症，有结核性者，有内外伤而成者，有淋毒性者，习用茴香橘核丸、八味丸，有淋毒者加土茯苓、杜牛膝等药。

遗精虽分有梦而遗与无梦自泄者，然其精关不固则同。丹溪谓："相火所动，久则有虚而无寒。"其治法多主滋阴。《张氏医通》引陆丽京语："遗精之源有三，有斫丧太过，肾气藏无梦而遗者，当益精以壮火。有劳心太过，心肾不交，酣卧而遗者，当实土以堤水。有思想无穷，所愿不遂，妄梦而遗者，当泻火以宁水。其源各异，治法亦殊。若当清利反补涩，滋患愈甚；当补涩而反清利，阳气愈微；当升补而反滋阴，元气愈陷，故不可不求其因而施治之。"陆氏之言分析较明，治法亦稳，不可以精关不固，辄以收涩为事也。斯症之发生不能离于肝肾。应从陆氏之说认证施治而参以安脑之品，则精固神安，其患自除。漏精者为精关不固，过于滑利，凡见与性有关之刺激，精即泻出，甚则大便时稍一努力，即滴出精液。此病多见于少年时有手淫恶习，结婚后纵欲过

---

① 本部分由陈碧玉整理。

度，肾亏之极矣。但不宜单纯补肾，应以固涩为主，如骨碎补、芡实米、花龙骨、沙苑子、石莲肉、金樱子、刺猬皮、桑螵蛸、五倍子、白莲须、韭菜子、黄鱼鳔之类。神经衰弱患者，常见有早泄、阳痿、性欲减退症状，此与督脉有关。治阳痿、早泄，须壮髓益精，温阳补肾，且要节欲培元以冀瘥可，不应以壮阳之药取快一时，揠苗助长，欲速不达也。补肾及兴奋药，有锁阳、仙茅、鹿茸、淡菜、海参、海马、雄蚕蛾、蛇床子、肉苁蓉、破故纸、淫羊藿、阳起石、九香虫、巴戟天、葫芦巴、紫白石英等，有用麝香、樟脑、乳香三味合丸，治阳痿颇效。尚有精液稀薄、缺乏精子者，菟丝子、枸杞子、覆盆子、五味子、雪蛤蚧、锁阳、鹿茸等药均有效。

遗尿、多尿及老人频尿，均是肾气不足，山萸肉、金狗脊、石菖蒲、益智仁、桑螵蛸、韭菜子、覆盆子均可用。然柿蒂、内金、香菇、木瓜亦可治频尿及小便失禁。

泌尿系统之结石病，须用消石法加利尿药治之。如朴硝、滑石、瓦楞子、鱼枕骨、海浮石、海金沙、萹蓄、蓄、瞿麦穗、土茯苓、牛膝等。众所周知，金钱草可治结石病，尤以四川及江西产者效果为好。治结石不但要消去之，且须预防其再生，可用血余炭、六一散及薏仁米，亦颇有效。

四、体质学说在临床中的应用[①]

在《伤寒论》和《金匮要略》两本书中，有许多有关患者的体貌体态特征及疾病的易趋性的记载，如尊荣人、失精家、亡血家、支饮家、中寒家、湿家、喘家、呕家、冒家、淋家、黄家、疮家、衄家、汗家、盛人、强人、瘦人等。这些患者的个体特征，为张仲景的处方用药提供了十分重要的参照依据。临床中常提到的"药人"与"方人"，很多都能从张仲景所说的那些"人"和那些"家"中找到影子。比如黄芪体质与尊荣人相似，桂枝体质与失精家相似，麻黄体质与湿家相似。"药人"与"方人"，应该是药证与方证的延伸，尤其突出药证、方证中"人"的部分，也就是突出了患者的体型体貌，以及发病趋势的特征，从而突出了药证方证的客观性和完整性。这样，可以使医者更易于把握方证与药证，更容易从整体的角度看问题。换句话说，"药人""方人"的提出，与其说是经验的传授，倒不如说是思维方式的强调，是一种中医临床思维方式和技术调整。作为处方用药的参照系，"药人""方人"说

---

① 本部分由潘志鹏整理。

具有一定的预测病情及指导选方用药的临床实用价值，尤其适合长期服用某种药物及其类方的体质类型。这种体质，服用这种药及其类方，往往起效快，而且相对安全。

（一）桂枝体质

患者肤色白而缺乏光泽，皮肤湿润而不干燥，口唇暗淡而不鲜红，体型偏瘦，肌肉比较坚紧，一般无浮肿，腹部平，腹部肌肉较硬而缺乏底力，如同鼓皮，严重者腹部扁平而两腹直肌拘急。多见于循环系统疾病、消化系统疾病、营养不良患者。桂枝体质是适合长期服用桂枝以及桂枝汤类方的一种患者体质类型。代表方为桂枝汤、小建中汤、桂枝加龙骨牡蛎汤等。这类患者在疾病状态中多表现为心肾阳气的不足，或肝胃阴液的不足，易于表虚，易于阳越，易于气脱，易于气阴两虚。

（二）柴胡体质

患者体型中等或偏瘦，面色微暗黄，或青黄色，或青白色，缺乏光泽，肌肉比较坚紧，舌苔正常或偏干。主诉以自觉症状为多，对气候变化反应敏感，情绪波动较大，食欲易受情绪的影响，四肢冷，女性月经周期不准，经前多见胸闷、乳房胀痛、结块等。多见于精神神经系统疾病、免疫系统疾病、呼吸系统疾病、胆道疾病患者。柴胡体质是适合长期服用柴胡以及柴胡类方的一种体质类型。代表方为小柴胡汤、柴胡桂枝汤、柴胡加龙骨牡蛎汤、四逆散等。此类患者在疾病状态中多表现为气机的郁滞或逆乱，或外邪郁于半表半里不易透发，或肝胆胃的气机易于逆乱，或气滞，或血瘀。

（三）麻黄体质

患者体格粗壮，面色黄暗，皮肤干燥且较粗糙。恶寒喜热，易于着凉，着凉后多肌肉酸痛，无汗发热；易于鼻塞、气喘；易于浮肿，小便少，口渴而饮水不多；身体沉重，反应不敏感；咽喉多不红，舌体较胖，苔白较厚，脉浮有力。多见于体格壮实的中青年和体力劳动者。呼吸道疾病、骨关节痛、寒冷、疲劳等常是这种体质患者患病的主要诱因。麻黄体质是适合较大剂量服用麻黄、安全使用麻黄以及麻黄类方的一种体质类型。代表方为麻黄汤、麻黄附子细辛汤、葛根汤等。此类患者在疾病状态中多表现为寒气郁表，或肺气郁闭，或寒湿滞留经络之间，或表里俱实。

（四）大黄体质

体格健壮，肌肉丰满，食欲旺盛，但容易腹胀，或大便秘结，口唇红或暗红，舌苔多、厚，皮肤易生疮痘，血压偏高，或血脂偏高，或血黏度偏高；精神状态饱满，易烦躁，易激动。消化系统疾病、代谢病、感染性疾病等多见于这种体质。这种患者长期使用大黄比较有效而且安全。大黄体质多见于中老年人。代表方为大柴胡汤、三黄泻心汤、桃核承气汤、黄连上清丸、防风通圣散等。此类患者多表现为积滞伤食，或腑气不通，或瘀热于内，或积热上冲，或积热逆于营卫之间。

（五）黄芪体质

其人多面色黄白或黄红隐隐，或黄暗，都缺乏光泽，浮肿貌，两目无神；肌肉松软，腹壁软弱无力，犹如棉花枕头，按之无抵抗感以及痛胀感，平时易于出汗，畏风，遇风冷易于过敏，或鼻塞，或咳喘，或感冒，易于浮肿，特别是下肢肿，手足易麻木，咽喉多不红，舌质淡胖，舌苔润。这种体质的形成，除与遗传有关外，尚与缺乏运动、营养不良、疾病、衰老等有关。患有心脑血管疾病、糖尿病、骨关节退行性病变、免疫系统疾病、血液病、呼吸系统疾病、消化系统疾病的中老年人多见黄芪体质。黄芪体质是适用于长期服用黄芪及其类方的体质类型。代表方如黄芪桂枝五物汤、防己黄芪汤、黄芪建中汤、玉屏风散等。此类患者在疾病状态中多表现为肺脾气虚，或表气不固，或气虚血瘀，或气虚湿阻，或中虚等。

（六）半夏体质

营养状况较好，肤色滋润或油腻，或黄暗，或有浮肿貌，但缺乏正常的光泽，形体并不羸瘦，肥胖者居多。主诉较多而怪异，多疑多虑，易于精神紧张，情感丰富而变化起伏大，易于出现恶心感、咽喉异物感、黏痰等。脉象大多正常，或滑利；舌象多数正常，或舌苔偏厚，或干腻，或滑苔黏腻，或舌边有两条由细小唾液泡沫堆积而成的白线，或有齿痕舌。半夏体质是适合于较长时间或大量服用半夏及其类方的体质类型。代表方为小半夏加茯苓汤、温胆汤、半夏厚朴汤等。此类患者在疾病状态中多表现为痰热内室，或痰气交阻，或风痰上扰，或痰湿内阻等。

五、不寐的中医辨证心得①

不寐即俗称的失眠，古称不得卧、不得眠、目不瞑等。《灵枢·口问》记载："阳气尽，阴气盛则目瞑；阴气尽而阳气盛，则寤矣。"瞑是闭上眼睛，目瞑是已睡之意。寤，醒觉状态；尽，当衰字解。阳气盛则寤，阴气盛则寐，内经以此理论来解释睡眠的生理状态，只有阴平阳秘，人在24小时内阴阳胜衰消长维持一个正常的循环过程。可见阳不得入于阴为失眠的根本原因。《灵枢·大惑论》明确指出了不寐的病机："卫气不得入于阴，常留于阳，留于阳则阳气满，阳气满则阳跷盛，不得入于阴则阴气虚，故目不瞑。"卫气代表阳气，卫阳之气不能入于阴而留于阳，使阳气旺而充实，阳气满则阳跷满，不得入于阴跷，阴跷脉中阴气虚，故阴阳跷脉不能交会而发生失眠。

中医对失眠的治疗，可以追溯到《黄帝内经》："补其不足，泻其有余，调其虚实以通其道而去其邪……阴阳已通，其卧立至。"杨大坚教授认为，不寐在辨证治疗中须分虚实，虚者多为阴虚，实者多为痰热。虚证表现为体质瘦弱、面色无华、神疲懒言、心悸健忘、口干口苦、舌红或瘦、苔少、脉细等。实证表现为心烦易怒、口苦咽干、便秘溲赤、胸闷、痰多、舌红或舌暗、苔黄或黄厚或黄腻、脉弦滑等。

（一）辨证论治

1. 心脾两虚证

此证特点为多梦易醒，醒后难以入睡，肢体倦怠，精神疲倦，常兼有心悸健忘，头晕目眩，面色少华，口淡，舌淡苔薄白，脉细弱。治法以益气健脾，补血养心，方用归脾汤。此方出自《济生方》，方中用党参、白术、黄芪、远志、茯苓、茯神、龙眼肉、当归、木香、甘草。杨大坚教授临证时的基本方为党参20 g、黄芪30 g、白术15 g、远志10 g、龙眼肉5 g、木香10 g、当归10 g、茯苓20 g、大枣15 g、炙甘草6 g。方中党参、黄芪、白术、炙甘草补气健脾，远志、大枣、茯苓、龙眼肉补心益脾、安神定志，当归滋阴养血，木香行气醒脾，使得全方补而不滞。全方共奏养血宁心、益气健脾之功效。

2. 痰热扰心证

此证特点为入睡困难，卧不安枕，头部昏沉，痰多胸闷，嗳气吞酸，心情

---

① 本部分由甘斌整理。

烦躁，口苦目眩，舌红苔黄腻，脉滑数。治法以化痰清热为主，方以十味温胆汤加减。此方记载于元代危亦林的《世医得效方》，该方组成：半夏、竹茹、枳实、陈皮、甘草、茯苓。此治法减掉其中性寒的竹茹，加酸枣仁、远志、五味子、熟地黄、党参。杨大坚教授临证时的基本方为法半夏15 g、茯苓20 g、陈皮10 g、枳实15 g、五味子10 g、熟地黄15 g、远志10 g、党参20 g、酸枣仁30 g、甘草6 g。方中半夏、陈皮、茯苓健脾化痰；五味子、酸枣仁、远志安神定志；党参益气健脾以治生痰之源；熟地黄大补气血，协同枣仁以入于肝胆之地；枳实调气行痰。诚如朱丹溪所云，"治痰者，不治痰而治气，气顺则一身之津液亦随之而顺"。甘草调和诸药。杨教授运用本方时，半夏、茯苓均重用，一般可用到20 ～ 30 g，并以半夏、茯苓为主药，意在燥渗结合，化湿消痰。

3. 阴虚火旺证

此证特点为心烦不寐，入睡困难，心悸不安，头晕耳鸣，腰膝酸软，五心烦热，口干津少，舌红苔少，脉细数。治法以滋阴泻火为主，方用黄连阿胶汤。黄连阿胶汤出自《伤寒论》，由黄连、阿胶、黄芩、白芍、鸡子黄组成，具有育阴清热、滋阴降火之功。临证时的基本方为黄连15 g、阿胶（烊）10 g、黄芩10 g、白芍10 g、鸡子黄2 枚。方中黄连苦寒入心、清热泻火，《本草纲目》言其"泻心脏火"；阿胶甘平，补血滋阴，《本草从新》谓之"平补而润……滋肾补阴"。二药合用，有交融水火、除烦安神之妙，故为方中君药。《本草从新》言黄芩"苦心，寒胜热，泻火除湿"；同书又言白芍"补血敛阴"，白芍助君药滋阴降火，除烦安神，为方中臣药。鸡子黄甘、平，入心、肾经，《本草纲目》载其"补阴血，解热毒"，既泻心火之有余，又补肾水之不足，与阿胶、白芍相合，滋补阴血，以补耗伤之阴津，且防黄连、黄芩苦寒伤津之弊，为方中佐药。诸药相伍，上泻少阴心火，下滋少阴肾水，使阴复火降，水火既济，心肾相交，共奏滋阴泻火、除烦安神之功。

（二）临证加减

杨大坚教授处方时根据患者的具体情况行灵活加减配伍。具体如下：脘腹胀痛、嗳腐吞酸、食少者，加神曲、焦山楂、莱菔子、厚朴等；急躁易怒、头胀痛者，加百合、菊花、天麻等；胸闷、喜太息者，加柴胡、香附、郁金、合欢皮等；气虚不足者，加黄芪、太子参、大枣等；血虚不寐者，加龙眼肉、夜交藤；便秘，加柏子仁、麦冬等；阴虚失眠较重者，加用生龙骨、生牡蛎、龟板等；痰热盛者，加橘红、胆南星、海蛤壳、竹茹等；长期顽固性失眠者，加用桃仁、红花。

六、泄泻的中医辨治心得①

泄泻为大便次数增多，粪质稀薄，甚至泻出如水样的临床特征。常兼有脘腹不适，腹胀、腹痛、肠鸣，食少纳呆，小便不利等症状。起病或缓或急，常有反复发作史。常因外感寒热湿邪，内伤饮食情志，劳倦、脏腑功能失调等诱发或加重。

（一）泄泻偏于风寒者

见大便次数增多，便质稀烂，伴有腹痛、肠鸣，可有发热、呕吐、头痛、舌淡红、苔薄白，脉浮等风寒袭表的症状，治以解表散寒，可用藿香正气丸加减，药用：藿香10 g、紫苏10 g、白芷5 g、厚朴15 g、大腹皮15 g、白术10 g、茯苓15 g、陈皮10 g、半夏10 g、甘草5 g。岭南地区湿重，临床上多以苍术10 g代替白术，增强其燥湿解表的作用。若患者风寒表证明显，伴有全身关节痛，无汗者，可用葛根汤散寒解表，药用：葛根20 g、麻黄10 g、甘草10 g、桂枝10 g、白芍10 g、生姜10 g。若患者伴有恶心呕吐，加半夏和胃止呕。

（二）泄泻偏于湿热者

见大便次数多，臭秽，质黏，可有黏液，肛门灼热，伴有口干口苦、腹痛，矢气多臭秽，舌红苔黄腻，脉滑。治以清热利湿为法，可用葛根芩连汤加减，药用：葛根30 g、黄芩10 g、黄连8 g、甘草5 g、扭肚藤15 g、木棉花15 g、神曲10 g。扭肚藤及木棉花为岭南特色用药，扭肚藤有清热解毒、利湿消滞的作用，而木棉花有清热祛湿的作用，两者多用于急性肠炎止泻止痛，广府人在春夏多湿的季节会采用木棉花煮粥或熬汤清除湿热。

（三）泄泻偏于脾虚者

见大便次数多，粪质稀，腹痛隐隐，伴有胃纳欠佳，饮食后饱胀不适，精神易疲倦，舌淡红苔白，脉细。治以健脾祛湿止泻，可用参苓白术散加减，药用：人参10 g、白术10 g、白茯苓15 g、炙甘草5 g、山药10 g、莲子肉10 g、

---

① 本部分由区淑妍整理。

桔梗10 g、炒薏苡仁15 g、春砂仁10 g、炒白扁豆10 g。脾虚的患者多伴有消化功能低下，可加焦三仙（焦山楂、焦神曲、焦麦芽）消食导滞，且焦炭类药物具有一定的收涩作用，可以起到涩肠止泻的作用。若患者为脾虚由饮食生冷所伤，导致脾虚下陷、清阳不升的泄泻，应以升阳止泻为法，可用升阳益胃汤加减，药用：黄芪10 g、半夏10 g、党参10 g、炙甘草10 g、白芍10 g、防风10 g、羌活15 g、独活15 g、陈皮10 g、茯苓15 g、泽泻10 g、柴胡5 g、白术10 g、黄连5 g。其中，黄芪、党参、陈皮、白术健脾益气，防风、羌活、独活、柴胡升发清阳，有逆流挽舟的作用，泄泻日久恐其伤阴，可加白芍酸收敛阴，茯苓、泽泻利小便以实大便。

（四）泄泻偏于肾虚者

见大便次数多，多为水样便，喜温，比常人畏寒，可伴有不喜饮，无明显口渴，四肢冰凉，舌淡红苔白，脉细，治以温肾止泻，视患者肾阳虚程度可用肾着汤、附子汤加减。肾着汤药用：炙甘草10 g、白术10 g、茯苓20 g、干姜20 g。肾着汤其中一个应用要点是，腰部坠胀感明显、腰部怕冷，临床泄泻病患者见此症状即可考虑使用肾着汤。若患者四肢冰凉明显，肾阳亏虚明显，改用附子汤：淡附片10 g（先煎）、党参10 g、茯苓15 g、白术10 g、甘草5 g以行壮阳消除阴翳的作用。如果患者为五更泄，应涩肠止泻，可用四神丸加减，药用：吴茱萸8 g、肉豆蔻10 g、五味子10 g、补骨脂10 g、干姜10 g、茯苓20 g。

（五）泄泻为伤食所致

可见于小儿喂养不当，饮食不节而致过饱伤及脾胃，症见大便次数增多、大便臭秽，可有口气臭秽、脘腹胀满、胃纳欠佳、舌红苔厚腻、脉滑等症状，可用保和丸加减，药用：焦山楂15 g、焦神曲10 g、焦麦芽10 g、半夏10 g、茯苓10 g、陈皮10 g、连翘5 g、焦莱菔子10 g、枳实10 g、厚朴10 g。若患者苔厚腻明显，可加大莱菔子用量至30 g。莱菔子既可消食，也可下气通便。若患者出现腹胀明显，舌淡红苔腻，考虑为脾虚伤食，但是脾虚更加明显，可用枳实消痞丸，药用：枳实15 g、黄连10 g、半夏10 g、人参10 g、白术10 g、茯苓15 g、炙甘草5 g、麦芽10 g、干姜5 g、厚朴20 g。此方含四君子汤合厚朴、枳实，有补脾虚益气、消痞除满的作用。若患者腹胀，大便臭秽，舌红苔黄腻，腹胀满、拒按，大便臭秽不成形，或者黏腻不爽，考虑湿热结聚，腑气不通，应以下滞通便为法，可予枳实导滞散通因通用，药用：枳实15 g、大黄

10 g、山楂 10 g、槟榔 10 g、厚朴 15 g、黄连 10 g、神曲 10 g、连翘 10 g、紫草 10 g、木通 10 g、甘草 5 g。

七、治疗口臭的临证思路①

口臭是指口中气味恶臭，可通过说话、呼吸、咳嗽等向外散发，患者或不自觉的一种病症。随着社会的发展，人们交流日益频繁，越来越多的人更加注重交流中的细节，口臭严重影响人的心理、身体健康，以口臭为主诉来就诊的患者日益增多，其患病率较高。据数据统计，我国口臭的发病率为 21.61%～28.91%，且有逐渐上升的趋势，研究显示，口臭患者口腔健康相关生活质量状况明显低于非口臭者。口臭不仅影响日常交流，而且可能会引发自卑、烦躁、焦虑等情绪心理问题。目前在临床上，西医对该病的诊断及规范治疗尚未引起足够重视，多数患者未规范就诊，而是简单通过漱口、刷舌、嚼口香糖等方式缓解口臭，但达不到根治的效果。

中医将口臭称为"口气""口中异味""臭息""口中秽恶""口气臭"等，认为口臭是五脏六腑功能失调，气壅胸膈，郁而化热，上冲于口，乃至口中臭秽。杨大坚教授认为口臭虽由五脏六腑气机不调所致，但其中关键在于脾胃功能失调，临床尤其以脾胃湿热证患者居多。故在治疗该病的过程中，其注重清胃热、调脾胃、祛湿热，取得了较好的临床效果，现将其临床治疗口臭的思路概述如下。

1. 口臭的中医病因病机

中医整体观认为，"有诸内而形于外"，即表现于外之口臭，与内之脏腑联系密切。《诸病源候论·口臭候》认为，气壅胸膈，郁而化热，上冲于口，导致口臭。《圣济总录》卷一百一十八《口齿门》记载："口者脾之候，心脾感热蕴积于胃，变为腐糟之气，府聚不散，随气上出熏发于口，故令臭也。"《医学入门》第四卷上《口舌唇》曰："脾热则口甘或臭，口臭者胃热也。"《医宗金鉴·口舌证治》云："口出气臭，则为胃热。"脾开窍于口，故口能知五味，湿热蕴结，失于运化，阻滞中焦气机，浊气上泛于口，故可闻及口臭。李时珍《本草纲目》第四卷上《口舌》云："口臭是胃火、食郁。"《丹溪心法·伤食》云："伤食之证，右手气口必紧盛，胸膈痞塞，噫气如败卵臭。"此都言食郁而致口臭者，该口臭多因喜食辛辣刺激、肥甘厚味，食积郁久而化

---

① 本部分由余莹整理。

火化热；或因情志不遂，肝火横逆犯胃，胃热炽盛，胃气上逆所致；或因瘀血、痰饮、水湿等停滞化热化火，皆可导致胃火上炎，秽气上泛，出现口中异味，即为口臭。

清代李用粹在《证治汇补·上窍门·口病》中云："有热积心胸之间，脾气凝滞，不能运化，浊气熏蒸而口臭者，此脏气移热为病也。"亦指出脾气壅滞不通，运化失常，湿浊熏蒸是导致口臭的主要病机。《景岳全书》认为口臭多由胃火或心脾虚火所致，提出清胃热、补心脾的治法。《温热经纬·薛生白湿热病》曰："太阴内伤，湿饮停聚，客邪再至，内外相引故病湿热。"章虚谷云："胃为戊土属阳，脾为己土属阴，湿土之气，同类相召，故湿热之邪，始虽外受，终归脾胃。"《温病条辨·湿》曰："脾主湿土之质，为受湿之区，中焦湿证最多。"脾胃在五脏六腑中的位置、功能与其所致疾病的病因病机密切相关。杨大坚教授认为，脾胃位居中土，是人体气机的枢纽，脾升胃降，使得气机上下协调平衡，若脾胃不和，则脾不升，胃不降，中焦气机不调，清气不升，浊气上泛脾之外窍，熏蒸于口，最终发为口臭。因此，其临床治疗中除了清利脾胃湿热之外，亦注重调节脾胃气机。

（二）口臭的治疗原则

1. 重视调脾胃之气机

叶天士《临证指南医案》记载："脏宜藏，腑宜通，脏腑之体用有殊也。纳食主胃，运化主脾，脾宜升则健，胃宜降则和。"《素问·阴阳应象大论》曰："清阳出上窍，浊阴出下窍。"脾胃乃中焦气机之枢纽，脾主升清，上升清阳，胃宜通降，助运水谷，脾胃一升一降，互相协调，共同完成升清降浊的运化过程。若脾胃升降功能受损，清阳不升，浊气上逆，则易发口臭。因此，杨大坚教授治疗口臭，重视调和脾胃、恢复脾胃气机升降，尤其注意通降胃气。胃有"传化物而不藏"的特点，保持胃的通降功能正常，方能行纳食传导之功。

杨大坚教授认为，现代人常受饮食不节、恣食肥甘厚腻、作息无序、工作生活压力大等不良因素影响，七情内伤加之饮食、劳逸无度而使邪气犯胃，胃失和降，脾亦从而不运。一旦气机壅滞，则水反为湿，谷反为滞，血反为瘀，形成气滞、血瘀、湿阻、食积、痰结、火郁等相因为患的病证。胃主通降，胃的通降是降浊，降浊是受纳的前提条件。所以，胃失通降，不仅可以影响食欲，还会因浊气在上而发生口臭、脘腹胀闷或疼痛等症状，这在《素问·阴阳应象大论》中已有记载，"浊气在上，则生胀"，若胃气失于通降，进而形成胃气上逆，则可出现胃脘胀满、嗳气泛酸、恶心呕吐、呃逆等症状。故杨大坚教授在健脾祛湿的同时，常配伍理气药、芳香化湿药，芳香醒脾，通畅气机，以防补而生滞。杨大坚教授在接诊过程中发现，气机壅滞型的口臭患者多伴胃痛、脘腹胀气疼痛等症，其多选用广木香、陈皮、枳壳、青皮、槟榔、香附等理气药；对口臭伴胸满闷痛者，多配伍柴胡、桔梗、薤白、瓜蒌皮疏利气机、宣通胸阳；对口臭伴剑突下痞满不适者，多选取紫苏梗、藿香、佩兰等理气宽中，疏导中焦气机；对口臭伴嗳气呃逆、泛恶吞酸明显者，亦常配伍法半夏、竹茹、郁金、瓦楞子、煅赭石等除烦降逆；对于食积不化、饮食难消导致的口气酸馊腐臭，且伴有胃脘部胀满不适、恶心欲吐、不思饮食、舌苔厚腻诸症者，常伍用焦神曲、焦山楂、炒鸡内金、谷麦芽、枳实、莱菔子等消食导滞。如此，胃气通降，胃肠秽浊之气方有出路，则口臭自愈。

此外，杨大坚教授强调，调理脾胃气机时，亦要兼顾疏肝理气。肝主疏泄，具有调畅气机、促进脾胃运化的作用，"土得木而达之"，脾胃升降功能正常离不开肝的疏泄作用。因此，疏肝理气是调节脾胃正常升降的一个重要治疗法则。现代人生活压力大，工作节奏快，人际交往频繁，情志疾病常见。中医学理论认为，情志异常是疾病重要的病因，如《素问·举痛论》云："百病生于气也，怒则气上，喜则气缓，悲则气消，恐则气下。"各种情志失常，可以导致人体气机的异常变化。情志尤其与脾胃疾病关系紧密，情志失调引起人体气机失调，导致或加重脾胃升降失司。故杨大坚教授临床治疗脾胃病时，强调疏肝畅达气机，常佐以柴胡、香附、郁金疏肝解郁，改善情绪，疏肝理气，调节胃肠功能，以恢复脾升胃降生理功能。

2. 善于清胃热、祛脾湿

"六气之中，湿热为病，十居八九"，岭南地区疾病的发生多以湿热或兼夹湿热之邪为患，杨大坚教授认为，治疗口臭时须兼顾地域环境特点，故其在治疗口臭时，善于用芳香类中药，常用方剂如三仁汤合兰草汤加减。三仁汤见于吴鞠通《温病条辨》，为治疗中焦湿热证的代表方，具有宣上、畅中、渗下的作用。在上焦用芳香之品宣透气机，如藿香、佩兰、白芷、丁香等芳香解秽，在中焦以白术、半夏、厚朴燥湿化浊，在下焦以淡竹叶、通草、滑石淡渗利湿。另外，用兰草汤芳香醒脾，兰草汤为《黄帝内经》十三方之一，是治疗脾瘅的基础方，可清化湿热、消胀除满。兰草，即佩兰，气味辛平芳香，能醒脾化湿，清暑辟浊，达到"以香治臭"的目的。《赤水玄珠·郁证门》曰："夫郁者，结滞而不通畅之谓，当升而不得升，当降而不得降，当变化而不得变化，所以为郁。"在治疗时以宣散、透达等治法，使郁开气达，则火热可自散，口臭可除。

3. 注重湿热同治

薛生白云："热为天之气，湿为地之气，热得湿而愈炽，湿得热而愈横。湿热两分，其病轻而缓；湿热两合，其病重而速。"吴鞠通亦云："徒清热则湿不退，徒祛湿则热愈炽。"此皆言湿和热常兼夹为患，治则湿热同治。其常用苏叶、佩兰、广藿香、荷叶等芳香化湿之品，半夏、厚朴、陈皮、苍术等苦温燥湿之类，茯苓、猪苓、薏苡仁、通草、竹叶等淡渗利湿等药，处方常以平胃散、藿香正气散等加减变裁。有热重于湿者，热盛常用黄芩、黄连、黄柏等苦寒之药，热平常用蒲公英、连翘、芦根等清热解毒之品，处方常以左金丸、清胃散等加味。有湿热并重者，处方常用连朴饮、二妙散、四妙丸等化裁。诸药并用，湿去则热清，热去则湿散。

总之，临床口臭虽有脾胃湿热证、湿热内蕴证、胃火炽盛证、胃肠食积证、肝火犯胃证、肺热证等之分，但口臭发病实证者居多，以湿热证型为主，病变脏腑主要责之于脾胃。脾胃乃后天之本，杨大坚教授在临证过程中，结合清利脾胃湿热的同时，将调理脾胃气机贯穿始终，且不忘顾护胃气、疏肝理气，其临证思路及遣方用药值得借鉴。

八、三仁汤的临床应用体会[①]

（一）三仁汤简介

三仁汤出自于清代吴鞠通《温病条辨》一书。本方具有宣畅气机、清热利湿之功；吴氏把它作为治疗湿温首剂，也是后世医家推崇的治疗湿温的代表方剂。原文卷一中描述："头痛恶寒，身重疼痛，舌白不渴，脉弦细而濡，面色淡黄，胸闷不饥，午后身热，状若阴虚，病难速已，名曰湿温。汗之则神昏耳聋，甚则目瞑不欲言，下之则洞泄，润之则病深不解，长夏深秋冬日同法，三仁汤主之。"而三仁汤之名虽由吴氏提出，并将之作为治疗焦湿温病的主方，但实则可溯源至叶桂医案。有医家统计"在《临症指南医案》与《未刻本叶氏医案》中，运用三仁汤竟达60余案，其中与三仁汤8味药物相同7味的有2案，相同6味的有6案，其余均相同4～5味，这8案则是吴鞠通制作三仁汤的主要依据"，可以说吴鞠通汲取了叶天士的经验，并结合自己的体会

---

① 本部分由区淑妍整理。

而创立了三仁汤。

三仁汤组方

飞滑石、生薏苡仁各六钱（18 g），杏仁、半夏各五钱（15 g），白通草、白蔻仁、竹叶、厚朴各二钱（6 g）。以甘澜水八碗，煮取三碗，每服一碗，日三服。现代用法水煎服即可。

方中杏仁宣利上焦肺气，气行则湿化；白蔻仁芳香化湿，行气宽中，畅中焦之脾气；薏苡仁甘淡性寒，渗湿利水而健脾，使湿热从下焦而去。三仁合用，三焦分消，是为君药。滑石、通草、竹叶甘寒淡渗，加强君药利湿清热之功，是为臣药。半夏、厚朴行气化湿，散结除满，是为佐药。综观全方，体现了宣上、畅中、渗下三焦分消的配伍特点，使气畅湿行，暑解热清，三焦通畅，诸症自除。全方药性平和，无温燥辛散太过之弊，有宣上畅中渗下，上下分消之功，使气畅湿行，暑解热清，脾运复健，三焦通畅，诸证自除，诚为治疗湿温湿重热轻之证的良方。

（二）三仁汤的应用

临床上，内、妇、儿科一些疾病表现有湿热且湿重于热的症状，或兼见便溏、便干等，但总以腻苔为据，便可使用该方，现在将临床体会介绍如下，供大家参考学习。

1. 泄泻（功能性腹泻、急性肠炎）

证见大便次数增多，大便呈稀水样，肠鸣增多，眼睑浮肿，或见腹痛，泻后缓解，舌红苔白腻者，三仁汤淡渗祛湿止泻，原方中薏苡仁、滑石、木通渗湿利小便以实大便，杏仁宣肺，厚朴通大肠，上下气机得畅，湿邪祛除，故泻止而安。若为伤食所致，可在原方基础上加焦三仙（焦山楂 10 g、焦麦芽 10 g、焦神曲 10 g），焦三仙消食导滞，且其为炭类药，具有收涩作用。若患者见有便前腹痛，泄后痛减者，可加痛泻要方（防风 10 g、白芍 10 g、白术 10 g、甘草 5 g）以理气止泻。

2. 脂溢性脱发

脂溢性脱发，又称男性型秃发、雄激素性秃发、弥散性秃发，属于中医学"发蛀脱发""蛀发癣"范畴，表现为青春期后额、颞、顶部进展缓慢的秃发，男女均可发生，但以男性患者更为常见。本病患者往往伴有头部皮脂溢出较多，头皮屑多，毛发干枯、瘙痒等症状，是皮肤科难治疾病之一。患者早期以脾胃湿热、血虚风燥较为多见，其中脾胃湿热型以头发黏腻脱落为特征，伴有身体困倦，胃纳一般，口干口苦，大便黏等湿热困脾的症状。有医家总结治疗脾胃湿热型的脱发就是调水与木的关系，水多则木烂，水少则木枯，三仁汤导湿热下行，若热像明显，加黄柏 10 g、知母 10 g 清热燥湿；若患者舌胖大，苔不甚黄腻，可借鉴岳美中经验，重用茯苓 80～100 g 淡渗祛湿，候湿热症减后，苔转薄白或薄黄后，加当归 20 g、制何首乌 30 g 养血生发。同时可配合外洗方（透骨草 30 g、侧柏叶 30 g、制何首乌 20 g、当归 20 g、皂角刺 30 g）燥湿生发。

3. 阳痿

阳痿，即勃起功能障碍，是男性性功能障碍中常见的疾病。《黄帝内经》中描述："湿热不攘，大筋软短，小筋弛长，软短为拘，弛长为痿。"说明体内湿热阻滞气机，可使经脉失养，"小筋弛长"，乃指小的筋因失养而松弛，因松弛而使紧张度降低，失其弹性而变长，呈痿软无力状态，故称"弛长为痿"，见之于临床，则每发痿证，临床上可见有湿热下注所引起的阳痿，虽因筋失所养而致为拘、为痿，但其治疗并非补益气血之剂所能奏效。因其筋失所养之原因在于气血不通，故治当通行气血，而气血不通之因又在于湿阻气机，故治疗的着眼点在于攘除湿邪。湿祛，则气机条畅，气血通达，筋得其养，则功能恢复而拘、痿可愈。临床上，见因湿热下注引起的阳痿，多数会采用三妙散或者四妙散，此两方剂较三仁汤清热燥湿力量强。三仁汤偏于淡渗祛湿、通利气机，对于湿重于热的阳痿适用，同时配合四逆散，使气机条畅，阴茎局部气血得充，方可使勃起功能正常。

九、猪苓汤应用体会[①]

（一）猪苓汤简介

1. 组成

猪苓 15 g、茯苓 15 g、泽泻 15 g、滑石 10 g、阿胶 10 g。

2. 用法

水煎前四味，药成加入阿胶搅动使之融化，分为三次温服。

3. 适用证

（1）发热、呕而渴，心烦不得眠，口舌皮肤干燥，小便不利，尿色黄赤，淋漓涩痛伴少腹胀满者。

---

① 本部分由潘志鹏整理。

（2）尿频、尿急、尿血或排尿后疼痛而渴欲饮水者。

（3）舌质红，苔滑，脉浮。

4．临床应用

（1）本方证多见于膀胱炎、尿道炎、淋病、肾结核、急慢性肾盂肾炎等泌尿系感染性疾病；乳糜尿、急慢性肾小球肾炎、紫癜性肾炎、肾积水、肾结石、膀胱结石、前列腺增生等伴有感染时也可出现本方证。

（2）子宫出血、肠出血、尿血、咯血、血小板减少性紫癜、流行性出血热、肝硬化性出血等出血性疾病也有出现本方证的机会。

（3）其他疾病，如心源性水肿、慢性胃炎、慢性肠炎、癫痫、失眠、神经官能症、更年期综合征、急性肠炎、痢疾、五更泄、直肠溃疡、慢性溃疡性结肠炎、肝硬化性腹水、皮肤科的湿疹、呼吸道感染等也有用到本方。

（二）猪苓汤治小便不利

猪苓汤主治"脉浮发热，渴欲饮水，小便不利者"。《类聚方广义》载"治淋病点滴不通，阴头肿痛，少腹膨胀作痛者"。从这些描述来看，本方可以看作是治疗泌尿系感染的专病专方。泌尿系感染除了见"脉浮发热，渴欲饮水"等全身证外，"小便不利"便是必见的局部证了。那么，如何理解"小便不利"？杨大坚教授认为，"小便不利"有狭义和广义两个方面的内涵。狭义的小便不利是指小便排出不畅，小便量少，淋漓不尽；广义的小便不利则指尿频、尿急、尿痛、排尿窘迫、尿失禁等一系列尿路刺激症状。后世医家使用本方治疗尿路感染也积累了丰富的临床经验，如岳美中老中医治疗一慢性肾盂肾炎，因体质虚弱而长期反复发作，久治不愈。发作时有高热、头痛、腰酸、腰痛、食欲不振、尿意窘迫、排尿少，有不快与疼痛感。尿检查：混有脓球，上皮细胞，红、白细胞等。尿培养有大肠杆菌。处方：猪苓 12 g、茯苓 12 g、滑石 12 g、泽泻 18 g、阿胶 9 g，服药 6 剂后诸症消失。本方治疗泌尿系感染并不限于一般的细菌感染，对于特异性感染如肾结核也有使用场合。

泌尿系结石也可表现为小便不利和血尿，尤其是伴有感染时。因此，也有使用本方的机会。日本汉方家多用本方治疗下尿路结石，而上尿路结石则与芍药甘草汤合用，尿血重症者加车前子、大黄。

（三）猪苓汤和其他方剂的区别

临床使用本方要和其他相关方剂作鉴别。本方和白头翁加甘草阿胶汤都用阿胶，两方所主都为阴虚下利。但配伍却不同，一配寒药，一配利水药。白头翁加甘草阿胶汤所主之利为热利，本方所主之利为水湿之利。本方与黄连阿胶汤都主心烦不得眠，但黄连阿胶汤证火邪伤阴更重，有心下痞、腹痛、烦渴、躁扰等证；而本方则热势与伤津都较轻，以水热交阻为主，所以，"小便不利"乃辨别这两个方子的要点，也须注意。五苓散和猪苓汤在药味组成和主治上都很相似，临床上有时容易混淆。虽然这两个方子都可以治疗水郁下焦，渴、烦、不得眠、小便不利等证，但五苓散泄湿盛，故用白术协二苓而用，且加通阳气、下逆气的桂枝，病兼表里，其治上冲、汗出、头晕、昏冒、癫眩也可知。而猪苓汤泄热盛，故用滑石合二苓而用，且加育阴、除烦、养血、缓急的阿胶，病偏于里，故长于清心、降气、止血、安胎，又可治子烦、子淋等疾，这是两者的不同点。"汗出"二字，是辨别这两个方子的主要之处，须注意。

（四）猪苓汤使用注意事项

使用猪苓汤还要注意以下几个方面。

第一，对于小便不利而言，小便的次数是辨证要点。而小便的量则可多可少，不是主要指标。至于小便的颜色，日本汉方医也认为本方主治"淋病脓血"。从用阿胶来看，当有血尿，小便的颜色也应为红色。临床所见，可为肉眼血尿，但更多的则是显微镜下血尿。

第二，《伤寒论》说"阳明病，汗出多而渴者，不可与猪苓汤"，指出了本方使用的禁忌证。对此应当活看，如《伤寒九十论》载许叔微先生曾治陈某，初得病，脉浮，自汗。医者用麻黄汤汗之，发热愈甚，夜间不得眠，头重，烦闷，悸悸然。中风强汗之过也，张仲景云，太阳病，发汗后，大汗出胃中干燥不得眠，其人欲得饮水者，少少饮之，令胃气和则愈，予先与猪苓汤，次投以当归、地黄、麦门冬、芍药、乌梅之类为饮之，不汗而愈。

第三，泌尿系病变部位不同，伴随症状也不同。倘若是上尿路感染则当伴有腰痛，肾功能受损则可伴有水肿。《导水琐言》载满身洪肿，以手按其肿，充实有力，放手肿胀即如故，其肿如斯之甚，但不碍其呼吸，气息如常者，为猪苓汤之证也。又一种肿势如前所述，惟腰以下满肿，而肩、臂、胸、背不肿，呼吸如常者，不必问渴之有无，亦可用猪苓汤。所载的水肿为全身非凹陷性水肿，其病应当为肾小球性水肿。而前列腺炎、淋病等下尿路感染，则多伴有小便不通，因排尿障碍而有小腹胀满的尿潴留表现。

第四，本方加味药多为连翘、石膏、栀子、茅根、大小蓟等。

第二章

临证验案篇

第一节　妇科病验案

一、不孕案

女性不孕案1[①]

陈某，女性，32 岁。2021 年 12 月 3 日初诊。

主诉：婚后不孕 16 个月。

现病史：患者婚后 16 个月不孕，性生活正常，月经不正常。面色暗黄，腹胀，腰酸软，肢倦，口干口淡，睡眠多梦，夜眠汗多，舌淡红，苔少，脉沉细。

月经史：13 岁月经初潮，周期 30＋天，无痛经，伴少量血块，经色淡红，经量少，月经 3 天干净，白带灰白量多，无味。

查体：体型偏瘦，腹平软，无压痛及反跳痛；妇检：外阴发育正常，会阴已婚未产型。阴道畅，黏膜红润，少许白色分泌物，无异味。宫颈光滑，无抬举痛及接触性出血。子宫前位，活动好，无压痛。双附件区未扪及明显结节、包块。

西医诊断：女性不孕症。

中医诊断：女性不孕（肝肾不足证）。

治法：补肾益精、疏肝理气。

处方：

地黄 10 g	菊花 10 g	石昌蒲 10 g	郁金 10 g
首乌藤 15 g	鹿角胶 2 g	酒黄精 10 g	女贞子 15 g
当归 10 g	益母草 15 g	续断 15 g	醋香附 10 g
肉苁蓉 5 g	墨旱莲 15 g	枸杞子 10 g	

7 剂，水煎 400 mL，饭后日服。

1 周后二诊，患者喝冷饮后腹胀明显，大便溏，怕冷，易疲倦，周身骨

---

① 本案由刘怡欣整理。

痛，经期头痛，白带偏黄。调整处方如下：

焦山楂 20 g	小茴香 3 g	制何首乌 10 g	猪苓 15 g
泽泻 15 g	竹茹 15 g	麦芽 20 g	三七 5 g
赤小豆 15 g	苍术 15 g	车前草 15 g	盐巴戟天 10 g
山萸肉 10 g	女贞子 10 g	菟丝子 10 g	醋香附 10 g

9 剂，水煎 400 mL，饭后日服，嘱患者清淡饮食。

1 个月后三诊，腹胀减轻，肢倦好转，腰酸减轻，予首诊方减肉苁蓉，续服 14 剂。

3 个月后四诊，睡眠多梦改善，月经量较前增多，色红，经期无头痛，腰痛明显减轻，调整处方如下：

制何首乌 10 g	续断 15 g	桑寄生 15 g	茯苓 10 g
菟丝子 10 g	熟地黄 10 g	山药 10 g	淫羊藿 10 g
砂仁 3 g	肉苁蓉 5 g		

水煎服，28 剂。嘱其放松心情，适度运动锻炼。

1 月后复诊查已孕 28 天。

按语：《灵枢·决气》云："两神相搏，合而成形，常先身生，是谓精。"指胚胎本男精女血相结而成，有赖先天肾精之滋养及肾气之温煦。肾主藏精而系冲任，为生殖之本，肾虚则精亏血少，冲任不盛，月事不能以时下，即难于摄精受孕。因此，在排除器质性原因及男方因素后，给予患者补肾健脾，益气养血活血，调理冲任使得肾气充盈，任冲稳固则易有子。本例月经量少，腰酸肢倦，乃因肾虚血少，冲任不盛，故久不孕，予调肾汤滋补肾阴，又加生地、续断补肾益精，因患者久病血瘀，继以当归、益母草活血化瘀，以调经水；后期更以补肾生精为主，使肾强精充，冲任得养，自能月事循常，摄精受孕矣。杨大坚教授认为"肾以载胎"，不论不孕何因，必始于肾虚而后发，故方中予以补肾药为重中之重，肾气盛则肾精充足胚胎乃成，可有子。

女性不孕案 2[①]

李某，女性，32 岁。2020 年 10 月 26 日初诊。

主诉：继发不孕 6 个月。

现病史：患者平素性生活正常，月经不正常，见面色偏暗，双颊散在斑点，经前乳房胀痛，少腹隐痛，腰痛，心烦易怒，口干口苦，夜尿多，睡眠欠

---

① 本案由刘怡欣整理。

佳，入睡困难。舌暗红，舌黯，舌底静脉迂曲，苔白腻，脉弦细。

既往史：半年前有人工流产史。

月经史：14 岁月经初潮，周期 30 + 天，有痛经，伴有血块，色暗红，月经量少，月经 5 天干净，白带黄，无味。

查体：腹平软，无压痛及反跳痛；妇检：外阴发育正常，会阴已婚已产型。阴道畅，黏膜红润，少许白色分泌物，无异味。宫颈光滑，无抬举痛及接触性出血。子宫前位，活动好，无压痛。双附件区未扪及明显结节、包块，有轻压痛。

辅助检查：

妇科 B 超：子宫内膜厚度为 4 mm。输卵管造影提示：右侧输卵管积液，左侧输卵管阻塞。

西医诊断：女性继发不孕症。

中医诊断：女性不孕（血瘀证）。

治法：活血化瘀、疏肝理气。

处方：

三七 5 g	茯苓 15 g	桑寄生 15 g	泽兰 10 g
猪苓 10 g	佩兰 15 g	女贞子 10 g	续断 15 g
水蛭 3 g	太子参 15 g	黄芪 15 g	

7 剂，水煎 400 mL，饭后日服。同时予以心理疏导。

2 周后二诊，患者乳房胀痛及腹痛减轻，因正值经期，上方暂停服 1 周，待月经干净后续服。

半个月后三诊，月经血块减少，无明显痛经，复查妇科彩超提示双侧输卵管已通畅，予调整处方如下：

地黄 10 g	黄精 10 g	何首乌 10 g	枸杞子 15 g
菊花 10 g	石菖蒲 10 g	郁金 10 g	女贞子 15 g
黄芪 15 g			

14 剂，水煎 400 mL，饭后日服，并嘱其放松心情，适度运动锻炼。

1 个月后三诊，患者睡眠改善，腰痛明显减轻，遵前方继续服药 2 个月巩固疗效。半年后随访，诉已孕 30 天 +。

按语：杨大坚教授指出，前期患者表现为一派"标实"之证，此时辨证为气滞血瘀；患者因情志不舒致肝气郁结，气机运行不畅则血瘀阻络，表现为情绪烦躁，乳房胀痛，经血色暗；治疗上当"急则治其标"，予当归、水蛭活血化瘀，予茯苓、佩兰、猪苓健脾渗湿，黄芪益气活血，使疏而不滞；同时配合心理疏导，以疏肝理气，调达心脾，养心安神。后期患者标实已清，则须注重于使肾气充盛，以利阴阳转化；调肾汤中以黄芪益气健脾，以地黄、黄精滋补肾阴，顺应患者月经阴阳生长转化，助胞宫受孕；经后扶正以养胞宫，氤氲之时补肾助孕，暖宫摄精，经前平调气血，调经助孕，正盛邪除，故能有子。

女性不孕案 3 ①

潘某某，女，30 岁。2021 年 10 月 10 日初诊。

主诉：婚后 4 年不孕。

现病史：患者婚后 4 年不孕，经中西医治疗及宫腔内人工受精 2 次均未取效。来诊时，月经不调，有性交痛，腰酸痛，月经后加重，夜尿 2 次/晚，小便黄，舌质淡红、苔白，脉沉细。

月经史：14 岁月经初潮，周期 30 + 天，有痛经，伴有少量血块，经色暗红，经量正常，月经 5 天干净，白带量多，质黄稠，无味。

查体：体型偏瘦，腹平软，无压痛及反跳痛；妇检：外阴发育正常，会阴已婚未产型。阴道畅，黏膜红润，分泌物稍黄，无异味。宫颈光滑，无抬举痛及接触性出血。子宫前位，活动好，无压痛。双附件区未扪及明显结节、包块。

辅助检查：基础体温单相；月经中期多次阴道 B 超监测排卵均提示卵泡小，模糊不清；AsAb 阳性，EMAb（抗子宫内膜抗体）阳性。

西医诊断：女性不孕症。

中医诊断：女性不孕（肾阳虚挟湿热）。

治法：温肾养血，佐以清热祛湿。

处方：调肾汤加减。

巴戟天 15 g	淫羊藿 15 g	续断 15 g	当归 15 g
白芍 15 g	黄柏 10 g	苍术 10 g	薏苡仁 15 g
金樱子 15 g	香附 10 g	益母草 15 g	菟丝子 30 g
枸杞子 15 g			

7 剂，水煎 400 mL，饭后日服。

1 周后二诊，月经周期正常，白带正常，体温双相。乃于上方减黄柏、苍术，加入徐长卿 30 g，续服 12 剂。

2 个月后三诊，复查 AsAb、EMAb 均阴性。调整处方如下：

---

① 本案由刘怡欣整理。

巴戟天 15 g	淫羊藿 15 g	黄精 10 g	当归 15 g
白芍 15 g	金樱子 15 g	香附 10 g	益母草 15 g
菟丝子 30 g	枸杞子 15 g	紫河车 10 g	

水煎服 28 剂巩固疗效。嘱其放松心情，适度运动锻炼。

2 个月后复诊，查已孕 28 天。

按语：杨大坚教授指出，此患者为虚实夹杂之证。初诊时湿热之证明显，若急于补虚，重用温补滋腻之品，必当加重邪实之患，故治疗当以驱邪为先，以黄柏、苍术清热利湿，待湿热已清后，重用徐长卿 30 g 后予补肾益精之品以助胞宫受孕。徐长卿，性味辛温，有祛风止痛、活血利尿、解毒消肿的功效，在治疗抗精子抗体（AsAb）阳性的不育不孕患者过程中常能收到意想不到的效果。杨大坚教授认为 AsAb 阳性患者，从中医角度来看属于血中有风毒所致。选用既入血分又有祛风解毒、活血化瘀作用的徐长卿正可中的。西医药理认为，徐长卿具有激素样作用，能刺激垂体、肾上腺皮质系统，并增强其作用，因而可抑制免疫反应；同时其有改善血循环、消炎的作用，对于炎症所致的 AsAb 阳性可加速发挥消除作用。

二、月经过多案①

暨某某，女，32 岁。2022 年 7 月 15 日初诊。

主诉：经期延长 2 月。

现病史：患者 2 月前开始出现经期延长，月经周期规律，经量多，有血块，色红，9 天干净，经行下腹坠胀疼痛，乳房胀痛，出汗多，胃纳正常，睡眠欠佳，二便调。上次月经期：2022 年 6 月 26 日—7 月 5 日。

既往史：无特殊。

体格检查：妇科检查无特殊。腹部无压痛。舌暗红，苔薄，脉弦细。

中医诊断：月经过多。

证候诊断：气虚血瘀证。

西医诊断：月经不规则。

治法：益气养血，活血化瘀。

处方：归脾汤加减。

| 党参 15 g | 白术 10 g | 茯苓 15 g | 炙甘草 5 g |

---

① 本案由陈碧玉整理。

熟地黄 10 g	当归 10 g	白芍 10 g	川芎 10 g
益母草 20 g	蒲黄 10 g	桃仁 10 g	三棱 10 g
酸枣仁 10 g	知母 10 g	三七 5 g	

7 剂，水煎服，日 1 剂。

2022 年 7 月 27 日二诊：患者 7 月 24 日经来潮，现未干净，下腹坠胀疼痛较前有缓解，血块较前减少，睡眠改善，仍有口干不适。舌暗红，苔薄，脉弦细。

处方：

党参 15 g	白术 10 g	茯苓 15 g	炙甘草 5 g
熟地黄 10 g	当归 10 g	白芍 10 g	知母 10 g
益母草 20 g	蒲黄 10 g	桃仁 10 g	三棱 10 g
酸枣仁 10 g	肉苁蓉 10 g		

7 剂，水煎服，日 1 剂。

2022 年 8 月 4 日二诊：末次月经 7 月 24 日，7 天干净。血块较前减少，睡眠改善，口干较前改善。舌暗红，苔薄，脉弦细。

处方：

党参 15 g	白术 10 g	茯苓 15 g	炙甘草 5 g
熟地黄 10 g	当归 10 g	白芍 10 g	川芎 10 g
三棱 10 g	杜仲 10 g	酸枣仁 10 g	知母 10 g
三七 5 g			

7 剂，水煎服，日 1 剂。

按语：月经过多首见于《金匮要略》"月水来过多"的记载。《证治准绳·女科·调经门》认为"经水过多，为虚热、为气虚不能摄血"。经期长主要病机为冲任不固，经血失于制约而致血量多。杨大坚教授认为，结合患者舌脉象，诊为气虚兼有血瘀，气为血帅，血为气母，有形之血不能速生，无形之气所当急固，患者月经量多，现为月经后恢复期，当以补益气血为主，予八珍汤补益气血；患者经行夹血块，为气虚血滞、离经妄行，且见患者乳房胀痛，予益母草、蒲黄、桃仁、三棱、三七等活血化瘀止痛治疗；睡眠欠佳，月经过多，阴血不足，阳不入阴，予酸枣仁汤加减养心肝之血，兼清热助眠。

三、月经过少案①

宋某某，女，27 岁。2022 年 5 月 13 日初诊。

主诉：月经量少 6 月。

现病史：患者 6 月前开始出现月经量少，周期规律，2 天干净，无痛经，色暗，无发热，胃纳可，睡眠一般，二便调。

个人史：末次月经期 2022 年 5 月 5 日—7 日。

体格检查：妇科检查无特殊。舌暗红，苔薄白，脉沉弱。

辅助检查：性激素正常。

中医诊断：月经过少病。

证候诊断：肝肾不足证。

西医诊断：月经不规则。

治法：补益肝肾。

处方：二至丸合调肾汤加减。

女贞子 10 g	墨旱莲 10 g	阿胶 5 g	熟地黄 10 g
山萸肉 10 g	山药 20 g	桃仁 10 g	红花 5 g
合欢皮 15 g	泽兰 15 g	肉苁蓉 10 g	香附 10 g

14 剂，水煎服，日 1 剂。

2022 年 6 月 1 日二诊：患者月经未来，大便偏烂，小便调，睡眠较前改善。舌暗红，苔薄白，脉沉。患者月经未来，月经前期，继续补益肝肾处理，嘱患者若月经来而量少可以继续服用，若量多则暂停服。

处方：

女贞子 10 g	墨旱莲 10 g	阿胶 5 g	熟地黄 10 g
山萸肉 10 g	山药 20 g	桃仁 5 g	红花 5 g
合欢皮 15 g	泽兰 15 g	肉苁蓉 5 g	香附 10 g

10 剂，水煎服，日 1 剂。

2022 年 6 月 12 日三诊：患者今月月经已来（经期 2022 年 6 月 3 日—8 日），5 天干净，量较前多，色暗红，胃纳可，睡眠一般，二便调。舌淡红，苔薄白，脉细。患者月经量较前增多，现为月经后期，予继续补益肝肾处理，加强补血力度。

① 本案由陈碧玉整理。

处方：

女贞子 10 g	墨旱莲 10 g	阿胶 5 g	熟地黄 15 g
山茱肉 10 g	山药 20 g	桃仁 5 g	红花 5 g
合欢皮 15 g	泽兰 15 g	肉苁蓉 5 g	香附 10 g
川芎 10 g	白芍 10 g		

10 剂，水煎服，日 1 剂。

按语：患者月经量少，结合患者舌脉象，考虑为虚证；月经正常来潮与"肾—天葵—冲任—胞宫"的生理功能关系密切，肾气对月经起着重要作用，肾气盛才能促使天葵泌泄而使子宫发育，冲任之气流通。月经量少主要病机在于阴血不足，肝藏血，肾藏精，精血同源，肝肾亏虚导致阴血亏虚，阴血不足则月经量少，色暗。治疗以补益肝肾为法，方中用六味地黄丸中的三补：山茱肉、山药、熟地黄以补肝肾，加用二至丸加强补益肝肾之阴的作用，阿胶为血肉有情之品，合用共凑补益肝肾精血之用。阴阳互根，加用肉苁蓉温肾阳；患者色暗，久病多瘀，加用香附、合欢皮行气解郁，桃仁、红花活血通络，泽兰温通营血，使全方补而不滞。

四、月经先期案①

周某某，女，43 岁。2022 年 6 月 10 日初诊。

主诉：月经量少 2 月。

现病史：患者 2 月前开始出现月经不规则，月经提前 7 天，经量少，经色鲜红，3 天干净，无痛经，无发热，口干口苦，胃纳可，睡眠一般，二便调。末次月经 2022 年 6 月 4 日。

既往史：无特殊。

体格检查：妇科检查无特殊。舌暗红，舌尖红，苔黄腻，脉弦细。

辅助检查：性激素正常。

中医诊断：月经先期。

证候诊断：阴虚有热证。

西医诊断：月经不规则。

治法：滋阴清热。

处方：调肝汤加减。

---

① 本案由陈碧玉整理。

柴胡 10 g	黄芩 10 g	甘草 5 g	玄参 15 g
三七 3 g	女贞子 10 g	桑椹 10 g	陈皮 5 g
枳壳 10 g	茯苓 10 g		

7 剂，水煎服，日 1 剂。

2022 年 7 月 21 日二诊：末次行经为 7 月 1 日，患者月经量较前增多，口干较前改善。舌暗红，舌尖红，苔黄腻，脉弦细。续前方，加用当归活血通经。

处方：

柴胡 10 g	黄芩 10 g	甘草 5 g	玄参 15 g
三七 3 g	女贞子 10 g	桑椹 10 g	陈皮 5 g
枳壳 10 g	茯苓 10 g	当归 10 g	

7 剂，水煎服，日 1 剂。

按语：正常月经周期中，月经按照肾气的阴阳消长、气血盈亏的变化规律而出现改变。"肾气—天葵—冲任—胞宫轴"是以肾中的阴阳消长盈亏、生克制化关系，成为其中调节的核心。《女科经纶》言：阳太过则先期而至。该患者月经周期不规律，究其原因乃肾精亏虚，阴阳转化失司，阴虚不能制阳，阳升太过，先期而至。患者月经先期，舌尖红，提示有热；月经量少，3 天干净，口干，均提示阴血不足，考虑患者阴虚有热。患者脉弦，口干口苦，肝经郁热，予柴胡、黄芩清热，加用玄参、女贞子、桑椹补益肝肾之阴，加用三七、枳壳、陈皮行气活血，滋阴中加行气活血之药使补而不滞，补益中加清热之药使补而不燥，加用茯苓健脾利湿，甘草调和诸药。

五、月经后期案[①]

胡某某，女，40 岁。2022 年 2 月 10 日初诊。

主诉：月经不调 6 月。

现病史：患者 6 月前开始出现月经不规则，40 天周期，有血块，色暗红，量少，3 天干净，自觉发热，胃纳正常，睡眠一般，二便调。上次月经 2022 年 1 月 15 日。

既往史：宫腔粘连病史。

体格检查：妇科检查无特殊，腹部无压痛。舌暗红，苔薄白，脉弦细。

---

① 本案由陈碧玉整理。

中医诊断：月经后期。

证候诊断：气虚血瘀证。

西医诊断：月经不规则。

治法：滋阴清热。

处方：八珍汤合二至丸加减。

党参 15 g	白术 10 g	茯苓 15 g	炙甘草 5 g
熟地黄 15 g	当归 10 g	白芍 10 g	川芎 10 g
益母草 15 g	三棱 15 g	女贞子 15 g	菟丝子 15 g
水蛭 5 g	丹参 20 g		

7 剂，水煎服，日 1 剂。

2022 年 2 月 16 日二诊：患者月经未来，自觉发热等症状较前缓解，胃纳可，二便调。患者月经仍未来，加用行气活血之香附、丹参，加用续断补益肝肾，陈皮化痰行气。

处方：

党参 15 g	白术 10 g	茯苓 15 g	炙甘草 5 g
熟地黄 15 g	当归 10 g	白芍 10 g	川芎 10 g
益母草 15 g	三棱 15 g	女贞子 15 g	菟丝子 15 g
香附 10 g	陈皮 10 g	续断 15 g	丹参 20 g

7 剂，水煎服，日 1 剂。

2022 年 3 月 1 日三诊：前次月经时间是 2 月 20 日，推迟约 5 天，量少，较前稍多，色暗，胃纳可，二便调。患者月经量少，色暗，加用锁阳补益肾阳，炮山甲加强活血通络之功。

处方：

党参 15 g	熟地黄 15 g	当归 10 g	炙甘草 5 g
川芎 10 g	女贞子 10 g	菟丝子 15 g	香附 10 g
陈皮 10 g	续断 15 g	丹参 20 g	锁阳 10 g
炮山甲 5 g			

7 剂，水煎服，日 1 剂

按语：月经后期主要原因是气血运行不畅，《丹溪心法》载："过期而来，乃是血虚。"该患者月经量少，色暗红，结合患者舌脉，乃气血不足，又气为血帅，血的来源与生成必然依赖脾胃的生化，养血同时应兼顾益气健脾以滋生化之源，予八珍汤补益气血，加用补益肝肾的女贞子、菟丝子益精血；又气虚不能推动血行，瘀滞于内，故见血块，舌暗红，加用益母草、三棱、水蛭、丹参活血通络，患者既往有宫腔粘连病史，予水蛭等血肉有情之品，通络作用更强。

六、痛经案[①]

吴某，女，22 岁。2017 年 9 月 8 日初诊。

主诉：反复痛经 2 年。

现病史：患者 2 年来无明显诱因出现痛经，以下腹为主，痛甚时须服用布洛芬止痛，伴血块多；月经周期正常，带经 5 ～ 6 天，时有外阴潮湿瘙痒，白带增多，色黄，轻微异味，口干口苦，平素多思多虑，无腰痛，无乳房胀痛，胃纳可，睡眠调，二便调。

既往史：既往体健。

个人史：13 岁月经来潮。

体格检查：全腹软，下腹轻压痛，无反跳痛。舌红苔白，脉滑。

中医诊断：痛经。

证候诊断：气滞血瘀证。

西医诊断：原发性痛经。

治法：行气活血化瘀。

处方：当归芍药汤加减。

当归 10 g	白芍 10 g	茯苓 20 g	白术 10 g
泽泻 10 g	川芎 5 g	黄柏 10 g	紫花地丁 10 g

共 7 剂，水煎服，日 1 剂。

嘱患者饮食清淡，少食辛辣、寒凉，适当运动，开阔心情。

2017 年 9 月 22 日二诊：服药 1 周后月经来潮，痛经明显减轻，不须服用止痛药，血块较前少，无外阴瘙痒，轻微口干口苦，白带色清，量仍多，异味减少，胃纳睡眠如常，二便调，舌红苔薄白，脉滑。

处方：

当归 10 g	白芍 10 g	茯苓 20 g	白术 20 g
泽泻 10 g	川芎 5 g	黄柏 5 g	紫花地丁 10 g
鸡冠花 10 g			

共 7 剂，水煎服，日 1 剂。

---

① 本案由区淑妍整理。

后以当归芍药散为主方加减治疗 20 余剂，随访患者无明显痛经发作，白带量正常，无异味，月经来潮时无明显血块。

按语：痛经为妇科常见病，特别是青年未婚女性，发病率高，临床表现为行经前或经期少腹及腰部疼痛为主症，其主要机理为气血运行不畅所致。当归芍药汤为治疗妇人腹痛的方剂，《金匮要略》中描述："妇人怀娠腹中㽲痛，当归芍药散主之。""妇人腹中诸疾痛，当归芍药散主之。"本病属于气滞血瘀、湿热下注引起的痛经，治以当归芍药散行气活血行水、渗利湿热，配紫花地丁、黄柏清热燥湿解毒以止带，全方合用，效果明显。复诊时患者白带减少，仍量多，考虑脾虚湿盛下注，白术加至 20 g 加强健脾祛湿，加鸡冠花燥湿止带。若临床是遇患者痛经明显，可加白芍用量至 30 g 缓急止痛，加川楝子 10 g、延胡索 10 g 加强理气止痛的作用，如患者血块多、舌暗或舌底脉络迂曲，考虑血瘀明显，加失笑散〔五灵脂 10 ～ 15 g、蒲黄 10 g（包煎）〕以活血化瘀；若月经量多，可加续断炭 10 ～ 30 g、艾叶炭 15 ～ 20 g 活血止血，两药均有止血不留瘀的特点；若患者白带量多，可加鸡冠花 10 g 燥湿止带，或平日予完带汤加蒲公英 20 g、黄柏 10 g 清热祛湿。

第二节　男科病验案

一、男性不育案

男性不育案 1[①]

王某，男，30 岁。2016 年 6 月 13 日初诊。

主诉：婚后 1 年余未育。

现病史：结婚后一直未采取任何避孕措施，女方月经正常，检查未见异常。曾到多家医院治疗，效果不明显。患者高热，咽痛，汗出，烦渴，腰部隐痛，阴囊潮湿，性生活 1 周 2 次，能勃起，但勃而不坚，有晨勃，纳眠可，咽痛，大便干结，舌质红，苔黄燥，脉滑数。

---

① 本案由刘怡欣整理。

既往史：否认遗传病史，否认腮腺炎病史，否认糖尿病、高血压病史。

查体：外生殖器发育正常，睾丸、附睾、输精管、精索未见明显异常，阴毛呈男性分布。

辅助检查：男性激素5项检查未见异常。精液化验：量1.5 mL，乳白色；pH：7.4，不液化；PR：19.22%；PR + NP：30.21%；密度：53.21 × 10^6/mL；WBC：2 – 3/HP。

西医诊断：男性不育症（精液不化），弱精子症。

中医诊断：男性不育（肾虚湿热，热重于湿）。

治法：清热利湿，活血化瘀。急则治其标，先以清热利湿解毒为法。

处方：液化三方加味。

败酱草30 g	车前草30 g	赤芍20 g	丹参30 g
牡蛎30 g（先煎）	石膏30 g（先煎）	水蛭10 g	天花粉30 g
浙贝20 g	柴胡30 g	桔梗10 g	连翘20 g

共3剂，水煎400 mL，早晚服。

3天后复诊，患者诉体温正常，余症状同前，上方去柴胡、桔梗、连翘，续服14剂。

2周后三诊，患者腰痛减轻，勃起功能明显改善，舌淡红，苔白腻，脉滑。复查精液常规：量 3 mL，乳白色；pH：7.3，不完全液化；PR：47.15%；PR + NP：57.7%；密度：45.3 × 10^6/mL；WBC：2 – 3/HP。

处方：液化二方加减。

水蛭粉5 g	白芥子10 g	败酱草30 g	苍术10 g
车前子15 g	蒲公英30 g	黄柏15 g	麦芽15 g
山楂肉30 g	云苓15 g	浙贝母30 g	

共14剂，水煎400 mL，早晚服。

1月后四诊：患者诉阴囊潮湿、腰痛明显减轻。复查精液常规：量4 mL，乳白色；pH：7.2，完全液化；PR：49.20%；PR + NP：60.5%；密度：55.62 × 10^6/mL；WBC：1 – 2/HP。

调整处方如下：

熟地黄20 g	枸杞子30 g	菟丝子15 g	当归15 g
覆盆子20 g	五味子10 g	车前子20 g	黄芪30 g
生牡蛎30 g（先煎）	山药15 g	生麦芽60 g	鸡内金10 g
水蛭10 g	夏枯草20 g	莪术10 g	巴戟天15 g

共28剂，水煎服。

嘱其放松心情，适度运动锻炼，避免久坐。

2 个月后电话随访患者，告知其妻已怀孕。

按语：杨大坚教授指出，治病分缓急，本例患者初诊时外感高热，先选用液化三方加味以清热、化湿、活血、解毒、利咽，二诊时发热已退，则沿用液化三方原方清热利湿化瘀。三诊时患者热象明显减轻，此时湿重于热，改用液化二方加强利湿之功。四诊时患者标实已清，治应以补肾活血为主，巩固疗效。从本案可知，治疗男性精液不液化应补泻结合，不能一味急于补虚，综合调理，才能收到较好疗效。

男性不育案 2[①]

唐某，男，35 岁。2021 年 12 月 3 日初诊。

主诉：婚后未避孕未育 3 年。

现病史：婚后未避孕，女方生殖功能正常，性生活正常。性功能差，面色少华，胸闷呕恶，痰多而黏，时有头昏重感，活动后腰痛，下腹坠胀感，四肢倦怠，阴囊潮湿，汗多，纳呆，口干口苦，大便偏烂，睡眠差。舌质淡红，苔白腻湿润，脉濡无力。

既往史：有糖尿病、高尿酸、血症病史。

查体：形体肥胖，外生殖器、睾丸、精索等均正常。

辅助检查：

精液常规：pH：7.8，量 1.8 mL，质稠，液化时间 >4h，密度 15×10 个/mL，前向运动精子比率 29%，畸形率 97.8%，精子计数 10×10/L ~ 20×10/L，成活率 10% ~ 20%，活动力迟缓。

西医诊断：男性不育症（精子减少症）。

中医诊断：不育症（脾虚湿阻证）。

治法：益气健脾、化痰通络。

拟方：调肝通络汤加减。

菊花 15 g	郁金 10 g	女贞子 15 g	赤芍 10 g
土茯苓 15 g	红参 6 g	木棉花 15 g	车前子 20 g
绵萆薢 15 g	佩兰 10 g	三七 5 g	荷叶 10 g
独活 10 g			

7 剂，水煎 400 mL，饭后服。

---

① 本案由刘怡欣整理。

1周后二诊，患者诉1天前饮酒后出现双踝关节红肿热痛，小便尿黄，舌红，苔白腻，脉濡滑。辨证为湿热证，治宜清热利湿为法。

调整处方：二妙散加味。

黄柏 15 g	薏苡仁 30 g	车前子 30 g	蒲公英 15 g
枳实 10 g	土茯苓 30 g	白花蛇舌草 15 g	知母 15 g
黄芩 15 g	女贞子 10 g	肉苁蓉 10 g	

7剂，水煎400 mL，饭后服。

2周后三诊，患者已无关节肿痛，小便正常，仍有腰酸软感，大便溏，复查精液常规：pH：7.6，量2.4 mL，液化时间>1h，密度53×10个/mL，前向运动精子比率37%，畸形率95.1%，精子计数60×10/L，成活率60%，活动力一般。

处方如下：

太子参 15 g	炒白术 15 g	陈皮 10 g	制半夏 10 g
白茯苓 10 g	炒枳实 10 g	益智仁 10 g	青石 10 g
山药 30 g	薏苡仁 30 g	白豆蔻 5 g$^{(后下)}$	草果 5 g

14剂，水煎400 mL，饭后服。

1个月后四诊，腰酸乏力等症状较前减轻，性欲增强，胃纳改善，舌红，苔薄白，脉滑细，辨证为肝肾亏虚，治以补益肝肾为法。

处方：调肝汤加味。

柴胡 10 g	陈皮 10 g	石菖蒲 10 g	郁金 10 g
云苓 10 g	枳壳 10 g	熟地 30 g	山萸肉 15 g
五味子 10 g	菟丝子 10 g	沙苑子 10 g	仙灵脾 10 g
黄芪 10 g			

14剂，水煎400 mL，饭后服。

2个月后五诊，诉全身症状明显缓解，性功能正常，复查精液常规：pH：7.6，量2.5 mL，液化时间超过30 min，小于1 h，密度53×10个/mL，前向运动精子比率45%，畸形率93.5%，精子计数80×10/L，成活率80%，活动力良好。前方加车前子10 g，续服28天巩固疗效。

3个月后来诊，其妻当月检查已受孕。

按语：杨大坚教授指出，孕育的生理病理，实与肝、脾、肾三脏的功能盛衰关系最为密切。脾胃为后天之本、精血化生之源，脾运健旺，化血有源，则能滋肾养肝，精气充盛，则利阴阳转化。本例初诊时一派脾虚痰湿之象，治先以健脾化湿为法，待湿邪已去，则加强补益肝肾之品以充精气，正盛邪除，故能有子也。

二、早泄案①

李某某，男，26 岁。2023 年 2 月 3 日初诊。

主诉：早泄 3 年。

现病史：患者 3 年前进行性生活时发现早泄，约 10 s；伴有脱发，腰膝酸软无力，尿频，夜尿 2 次/晚，下腹部隐痛，喜温喜按，阴囊潮湿，失眠，夜寐多梦。既往多年手淫史。

体格检查：腹部查体未见异常。舌淡红，苔白腻，脉弦细。

中医诊断：早泄。

证候诊断：肝肾不足证。

西医诊断：早泄。

治法：补益肝肾。

处方：调肾汤加减。

熟地黄 10 g	菊花 10 g	枸杞子 10 g	石菖蒲 10 g
郁金 10 g	酒黄精 10 g	茯苓 15 g	荷叶 10 g
荆芥 5 g	莲子 15 g	丹参 20 g	金樱子 15 g
白芍 15 g	首乌藤 20 g		

共 7 剂，日 1 剂，水煎服。

2023 年 2 月 15 日二诊：诉药后早泄较前稍微改善，但自觉勃起无力，腰酸痛，怕冷，神疲乏力，尿频同前，胃纳较前稍下降。舌淡红，苔白腻，脉弦细。

处方：

枸杞子 10 g	石菖蒲 10 g	郁金 10 g	酒黄精 10 g
茯苓 15 g	荷叶 10 g	荆芥 5 g	莲子 15 g
丹参 20 g	金樱子 15 g	白芍 15 g	首乌藤 20 g
肉苁蓉 15 g	山药 20 g	淫羊藿 10 g	

共 7 剂，日 1 剂，水煎服。

2023 年 3 月 3 日三诊：早泄情况改善，约 20 s，但下腹部胀痛，怕冷，大便转溏，舌淡红，苔白腻，脉濡。

---

① 本案由李景濠整理。

处方：

枸杞子 10 g	石菖蒲 10 g	郁金 10 g	酒黄精 10 g
莲子 15 g	金樱子 15 g	白芍 15 g	首乌藤 20 g
肉苁蓉 15 g	山药 20 g	淫羊藿 10 g	小茴香 10 g
覆盆子 10 g	升麻 10 g	五味子 10 g	

共 7 剂，日 1 剂，水煎服。

2023 年 3 月 22 日四诊：早泄情况大致同三诊时，但下腹部胀痛、怕冷同前，大便较前成型，舌淡红，苔白腻，脉濡。

处方：

枸杞子 10 g	郁金 10 g	酒黄精 10 g	莲子 15 g
金樱子 15 g	白芍 15 g	首乌藤 20 g	肉苁蓉 15 g
山药 20 g	淫羊藿 10 g	覆盆子 10 g	五味子 10 g
黄芪 10 g	黑顺片 10 g^{（先煎）}	桂枝 10 g	

共 7 剂，日 1 剂，水煎服。

2023 年 3 月 31 日五诊：早泄情况好转，约 30 s，情绪较前好转，脱发、阴囊潮湿减轻，仍有腰痛、腰部冷感。舌淡红，苔白腻，脉细。

处方：

枸杞子 10 g	酒黄精 10 g	莲子 15 g	金樱子 15 g
白芍 15 g	首乌藤 20 g	肉苁蓉 15 g	山药 20 g
淫羊藿 10 g	覆盆子 10 g	五味子 10 g	黄芪 10 g
黑顺片 10 g^{（先煎）}	桂枝 10 g	乌梅 10 g	

共 7 剂，日 1 剂，水煎服。

2023 年 4 月 12 日六诊：患者诉早泄情况较五诊时好转，但诉大便偏溏，睡眠欠佳，多梦易醒，舌淡红，苔白腻，脉缓。

处方：

枸杞子 10 g	莲子 15 g	金樱子 15 g	白芍 15 g
首乌藤 20 g	肉苁蓉 15 g	山药 20 g	淫羊藿 10 g
覆盆子 10 g	黄芪 10 g	黑顺片 10 g^{（先煎）}	柏子仁 10 g
益智仁 10 g	合欢皮 15 g	肉桂 10 g	

共 7 剂，日 1 剂，水煎服。

2023 年 5 月 5 日七诊：患者诉早泄情况好转，时间约 5 min，大便正常，睡眠尚可，但仍多梦，无诉其他不适，继续守上方治疗。

处方：

枸杞子 10 g	莲子 15 g	金樱子 15 g	白芍 15 g
首乌藤 20 g	肉苁蓉 15 g	山药 20 g	淫羊藿 10 g
覆盆子 10 g	黄芪 10 g	黑顺片 10 g^(先煎)	柏子仁 10 g
益智仁 10 g	合欢皮 15 g	肉桂 10 g	

共 7 剂，日 1 剂，水煎服。

按语： 患者为青年男性，有多年手淫史，肾精过早且无节制地泄漏，先天之本必然亏损。肾其华在发，故症见脱发；肝为肾之子，肾损及肝，而腰为肾之府，膝为肝之府，肝肾亏虚，则腰膝酸软无力；肾主水而司二便，肾中阳气不足，无力蒸腾水液，则发为尿频、夜尿；肾阳不能温煦下腹部，故疼痛绵绵；肾中精气亏虚，肾水不能上济心火，心肾不交，则失眠多梦。以上诸症，均为损伤肾精所致，正如《黄帝内经》所云，"今时之人……醉以入房，以欲竭其精，以耗散其真，不知持满，不时御神，务快其心，逆于生乐，起居无节，故半百而衰也"。治疗此类患者，临床上常肝肾同调，而在补肾的同时尤注重疏肝。这是因为此类患者常有自卑、焦虑等不良心理，故先疏肝以解郁结，补肾药物才能到达病所。故首诊方使用调肾汤加减，方中熟地、枸杞补益肾精，白芍柔肝，菖蒲、郁金、荷叶疏肝解郁，荷叶、荆芥发散郁火，金樱子、莲子固涩收敛，丹参、首乌藤、茯苓安神。患者早泄日久，情志势必不畅，因而使用白芍、菖蒲、郁金等药，用荷叶、荆芥则取火郁发之之义。二诊时，患者阳虚症状显露，因而去熟地、菊花阴柔之物，加用淫羊藿、肉苁蓉补益肾阳，山药健脾益气。三诊时，患者脉已不弦，提示情志气机舒畅，故去发散郁火之荆芥、荷叶，去安神之茯苓。但大便溏泄、下腹部胀痛，此为下焦寒凝之征象，故去丹参之寒凉，加用小茴香温肾散寒，覆盆子温阳，升麻升阳举陷，五味子收敛，从温阳、升提、收敛三个方面治疗泄泻。四诊时，患者腹泻好转，但寒证仍在，故改小茴香为桂枝、附子，加用黄芪益气以提升温阳效力。五诊时，患者情绪好转，故去郁金之疏泄，加乌梅增强收敛之功。六诊时患者肾精已逐渐填充，脉体亦转充盈，肝肾之精气稍复，而心神仍不宁，故去酸味柔肝的乌梅、五味子，去滋腻泥膈的黄精，改桂枝为肉桂以交通心肾，加柏子仁、合欢皮养心安神，益智仁温阳收敛。七诊时患者诸症好转，故仍守原方加减以收功。

第三节 肺系疾病验案

一、感冒案①

陈某，女，62岁。2018年10月15日初诊。

主诉：鼻塞流涕1周。

现病史：近1周鼻塞流涕，头胀痛，咳嗽，痰多色黄可咯出，无恶寒发热，纳可，眠一般，梦多，二便调。舌淡暗，苔黄略厚，脉细。

中医诊断：感冒。

证候诊断：风邪入络证。

西医诊断：急性上呼吸道感染。

治法：疏风清热，解表散寒。

处方：九味羌活汤加减。

川芎15 g	羌活15 g	细辛3 g	白芷15 g
陈皮10 g	甘草6 g	防风15 g	荆芥穗15 g[后下]
浙贝母15 g	黄芩15 g	天花粉20 g	薄荷6 g[后下]

共4剂，日1剂，水煎服。

2018年10月20日复诊：咳嗽咽痒，痰少色白，无鼻塞流涕，纳眠可，二便调。舌淡红，苔薄黄，脉细。

处方：

紫菀15 g	桔梗10 g	百部10 g	白前10 g
生甘草6 g	地龙10 g	浙贝母15 g	枇杷叶10 g
陈皮10 g	葛根30 g	羌活15 g	荆芥穗15 g[后下]

共5剂，日1剂，水煎服。

按语：杨大坚教授以川芎茶调散为主方，以散寒解表止头痛，随症加浙贝母、黄芩清上焦肺卫之热，少量天花粉清热生津。二诊时患者表证基本消失，仍有咳嗽咽痒，临床见此寒热不偏盛的咳嗽，常用止嗽散加减处方。随症加地

---

① 本案由甘斌整理。

龙搜风通络，葛根升津止痛，羌活祛风除湿，浙贝母、枇杷叶清肺卫余邪。治疗急性上呼吸道感染疾病，不能按西医思维指导中药遣方，一味清热解毒。分清寒热表里为首要。患者首诊主要症状为头痛，复诊则为咳嗽，中医诊断不同，故用方也不同。患者咽痒明显，为风邪所致，加用地龙旨在外风内治也。

二、肺胀案[①]

李某某，男，60 岁。2020 年 3 月 10 日初诊。

主诉：反复咳嗽、咯痰、气促 10 年，再发加重 3 天。

现病史：精神疲倦，呼吸急促，形体偏瘦，脸色萎黄无泽，咳嗽咯痰，痰色白质黏不易咯出，喉间痰鸣阵作，口干不欲饮，胃纳差，小便清利，大便秘结。舌淡暗边有齿痕，苔白厚腻，脉沉细。

既往史：有长期吸烟史，多次因慢阻肺急性加重在外院住院治疗，规范使用吸入性糖皮质激素、长效支气管扩张剂，病情仍反复发作。

体格检查：呼吸促，双肺呼吸音减弱，未闻及明显干湿性啰音。

中医诊断：肺胀病。

证候诊断：肺肾两虚，夹有痰瘀证。

西医诊断：慢性阻塞性肺疾病急性加重期。

治法：补肺纳肾，兼以清化痰瘀。

处方：小青龙汤加减。

蜜麻黄 15 g	北杏仁 10 g	桂枝 10 g	黄芪 30 g
白术 10 g	葶苈子 15 g	焦山楂 15 g	丹参 20 g
厚朴 15 g	陈皮 10 g	姜半夏 15 g	桃仁 10 g
百部 10 g	黄芩 10 g		

共 14 剂，水煎服，日 1 剂。

2020 年 3 月 25 日二诊：患者咳嗽咯痰减轻，气促较前缓解，病情稳定好转，舌红，苔薄白，脉细。

处方：

太子参 15 g	北沙参 15 g	玄参 20 g	五味子 5 g
紫菀 15 g	款冬花 15 g	桑椹 10 g	桑寄生 10 g
苍耳子 10 g	海藻 10 g	蛤壳 10 g	防风 10 g

---

① 本案由潘志鹏整理。

共 14 剂，水煎服，日 1 剂。

2020 年 4 月 10 日三诊：患者间中咳嗽咯痰，痰稀薄容易咯出，正常体力活动下无气促发作，精神佳、胃纳佳，舌红，苔薄白，脉滑。

处方：

党参 10 g	炒白术 15 g	茯苓 20 g	生地黄 10 g
山药 10 g	黄芪 10 g	黄精 10 g	炙麻黄 10 g
细辛 3 g	五味子 5 g	紫苏子 10 g	白芥子 10 g
莱菔子 10 g	苦杏仁 10 g	地龙 10 g	制半夏 10 g
陈皮 5 g	薏苡仁 10 g	丹参 10 g。	

共 14 剂，水煎服，日 1 剂。

巩固治疗： 嘱咐患者每年三伏天，行"温阳抗寒敷贴"治疗 5 个疗程。门诊随访 1 年，患者偶有咳嗽咯痰，气促未见进行性加重，每年因急性加重住院次数减至一次，日常生活质量明显提高。

按语： 杨大坚教授认为，肺胀的病位首先在肺，涉及脾、肾，后期病及心也。肺胀多因久病肺虚，痰瘀阻滞。《诸病源候论·咳逆短气候》称"肺虚为微寒所伤则咳嗽，嗽则气还于肺间则肺胀，肺胀则气逆，而肺本虚，气为不足，复为肺所乘，壅否不能宣畅，故咳逆短乏气也"，表明久病肺虚是肺胀的主要病理基础。肺位居五脏之华盖，外邪侵袭，易使肺气失于宣降，上逆而咳，肺胀之疾，常因复感外邪致使病情加重。肺虚日久累及脾肾，脾失健运则肺脾两虚，肾气衰弱则肾不纳气，肺脾肾三脏功能失调，易产生痰浊水饮、瘀血，使肺胀进一步加重。水饮之邪上凌心肺，或气虚血瘀等，均可累及于心，进一步引起心阳衰微，甚则出现喘脱危候。

肺胀病程缠绵，发作时偏于标实，多因外感而诱发加重，常表现为咳嗽加剧，咯痰增多，伴咳声重浊，气促动则尤甚。杨大坚教授认为，肺胀急性加重应先以治标，以"宣肺化痰、止咳平喘"为法，对病情危重者，应采取中西医结合的治疗方法，尽快控制患者病情，慎防进展为喘脱危候。在临床辨证中尤其注重审察患者咯痰的量、色、质，此为辨寒热虚实之关键。杨大坚教授认为，在慢阻肺稳定期，辨证须以舌、脉象为主要依据，主要表现为舌质淡暗或暗红，苔薄或少苔，脉细弱或沉细，在治疗中应缓则治本，或标本兼顾，以"补肺益肾，祛痰化瘀"为法，治宜多补养肺脾肾三脏，兼以清化痰浊和瘀血，并根据患者不同体质及临床表现临证加减。

三、喘证案[①]

王某，男，6 岁 7 月。2022 年 2 月 7 日初诊。

主诉：气喘 3 天。

现病史：发病第 1 天热峰 39.7 ℃，患儿自诉咽痛，鼻翼扇动，烦恼不安，渐而出现咳嗽咯痰，咳嗽剧烈时伴有胸骨后疼痛，咯黄色粘痰，难咯出，家属予口服退热药物后体温降至正常，但咳嗽咯痰、胸痛症状缓解不明显，临诊时患者口唇绛红，气粗声高，气急，怕热，喜冷饮，无汗出，胃纳差，小便黄，大便硬，舌绛红，可见芒刺，苔黄腻，脉滑数。

既往史：无。

体格检查：咽红，充血（＋＋＋），双肺呼吸音粗，可闻及呼气相哮鸣音。

中医诊断：肺炎喘嗽病。

证候诊断：痰热壅肺证。

西医诊断：肺炎。

治法：清热化痰、宣肺平喘。

处方：清气化痰汤加减。

麻黄 10 g	苦杏仁 10 g	枳壳 10 g	橘红 5 g
桑白皮 10 g	鱼腥草 15 g	瓜蒌皮 10 g	紫菀 10 g
款冬花 10 g	浙贝母 10 g	地龙 5 g	黄芩 10 g
紫苏子 10 g	莱菔子 10 g	甘草 5 g	

共 4 剂，水煎服，每日 1 剂。

配合双侧耳尖、少商穴放血以泄热。

2022 年 2 月 12 日二诊：患者咳嗽咯痰减轻，无咽痛，无发热，无畏寒寒战，无鼻塞流涕，咳嗽剧烈时仍有少许胸骨后疼痛，胃纳改善，二便调，舌红，苔薄黄，脉滑。调整上方如下：

麻黄 10 g	苦杏仁 10 g	枳壳 10 g	橘红 5 g
桑白皮 10 g	鱼腥草 10 g	瓜蒌皮 10 g	紫菀 10 g
款冬花 10 g	浙贝母 10 g	黄芩 10 g	百部 10 g
炙甘草 5 g			

---

① 本案由潘志鹏整理。

共 4 剂，水煎服，每日 1 剂。

电话回访，家属诉患儿服用 2 剂后咳嗽、痰鸣减去大半，服用 4 剂后患儿已无咳嗽咯痰，无胸痛，胃纳佳，二便正常。

按语：杨大坚教授认为，小儿咳喘多由感受风热之邪，或引动伏痰，痰热互结，阻塞气道而引起肺气不利，咳喘阵作。症见咳嗽咯黄黏痰，气粗声高，鼻翼扇动，咽痛咽干，发热，面色潮红，舌边尖红，舌苔薄黄或黄腻，脉数或指纹紫红。杨大坚教授拟定喘汤加减，以清热宣肺、化痰定喘为法。定喘汤方中炙麻黄辛温，宣肺平喘；杏仁利肺气、止咳嗽，与炙麻黄同用起到"一升一降"的作用以加强定喘之功，故前人有"杏仁是麻黄的臂助"之说；款冬花温肺化痰，兼之半夏化痰降逆，紫苏子下气平喘，与杏仁相伍共为臣药，以加强君药祛痰定喘之功。黄芩、桑白皮性味苦寒，清热泻肺，以解内蕴之痰热。甘草和中，调和诸药。以上诸药合用，能使肺气宣降，热清痰除，而咳喘得平。若患儿风热外感表证已解，痰热阻塞气道，肺热作喘，杨大坚教授主张用麻杏石甘汤清热宣肺以平喘，可惜临床部分中医学者不识本方运用之真谛，一见热象，便去麻黄，只用石膏清肺热，不用麻黄宣肺气，或使用银翘散或桑菊饮等疏散风热之类。然而肺系之急不得解，则气喘终不能愈。杨大坚教授认为，麻黄为宣肺平喘之良药，寒热皆宜。与干姜、细辛、五味子相配伍，温肺止咳，治疗寒性咳喘；与石膏、杏仁、桑白皮相配伍，治疗热性咳喘；与薏苡仁相配伍，治疗湿性咳喘。

四、哮证案[①]

张某某，女，41 岁。2017 年 4 月 29 日初诊。

主诉：阵发气促 30 余年，复发 1 周。

现病史：患者自幼就有过敏性哮喘病史，长期口服氨茶碱维持，但哮喘仍经常发作，每次均须使用激素吸入剂才能缓解。1 年前因感冒后再次发生哮喘，咳嗽咳痰，其后自觉乏力，劳累后容易气促，体力下降不如以前。1 周前患者感冒后再次出现气促，每次发作持续时间 2 h 左右，伴有怕冷、肢凉、乏力、无汗。

体格检查：双肺呼吸音减弱，散在干性啰音。舌淡红，苔薄白，脉弦细无力。

---

① 本案由李景濠整理。

中医诊断：哮证。

证候诊断：少阴证。

西医诊断：支气管哮喘。

治法：补益肺气，温阳散寒。

处方：四逆汤加减。

熟附子 15 g^(先煎)	干姜 15 g	甘草 15 g	乌梅 5 g
黄芪 30 g	当归 10 g	麻黄 5 g	桂枝 10 g
细辛 5 g			

共 7 剂，日 1 剂，水煎服。

2017 年 5 月 8 日二诊：服药后仅发作 1 次，症状较前减轻，未吸入激素剂，氨茶碱已减半，口偏干，舌淡红，苔白，脉沉细。患者补充，既往疲劳时多发双下肢疲倦。

处方：

干姜 15 g	甘草 15 g	乌梅 5 g	熟附子 15 g^(先煎)
黄芪 30 g	当归 10 g	麻黄 5 g	桂枝 10 g
细辛 5 g	苦杏仁 10 g		

共 7 剂，日 1 剂，水煎服。

2017 年 5 月 15 日三诊：完全撤去西药后，近一周每日均有发作，发作时吸气困难，四肢乏力，怕冷，舌淡红，苔白，脉细。患者气促症状劳累后易发，发作时以吸气困难为主，且四肢乏力明显，脉沉细弱，考虑中气下陷，胸中气机不利所致，治宜补益中气，培土生金。

处方：补中益气汤加减。

黄芪 45 g	党参 30 g	白术 20 g	当归 10 g
陈皮 10 g	升麻 12 g	柴胡 10 g	炙甘草 5 g

共 7 剂，日 1 剂，水煎服。

2017 年 5 月 25 日四诊：患者近 1 周气促未发作，但氨茶碱未停，精神好转，乏力减轻。舌淡红，苔白，脉沉弦细。

处方：

黄芪 20 g	党参 20 g	白术 20 g	当归 10 g
陈皮 10 g	升麻 10 g	柴胡 6 g	甘草 9 g
厚朴 10 g	牡蛎 15 g^(先煎)		

共 14 剂，日 1 剂，水煎服。

2017 年 6 月 15 日五诊：近 10 余天停用氨茶碱均未发作哮喘，稍气短，舌淡红，苔薄，脉细弦无力。

处方：

黄芪45 g	党参30 g	白术20 g	当归10 g
陈皮 10	升麻10 g	柴胡6 g	炙甘草9 g

共10剂，日1剂，水煎服。

随诊药后哮喘一直未发作。

按语：补中益气汤出自李东垣的《脾胃论》，常用来治疗脾虚气陷证、气虚发热证，为补气升阳、甘温除热的代表方。《脾胃论》书中记载："脾胃气虚，则下流于肾，阴火得以乘其土位，故脾证始得，则气高而喘，身热而烦，其脉洪大而头痛，或渴不止，其皮肤不任风寒，而生寒热。"其中"气高而喘"是指气短、难以吸入而喘促的症状，本案例用补中益气汤治疗哮喘气促发作，即是抓住了患者气短、难以吸入，劳累后易发，四肢乏力、脉沉细弱等症状为气虚下陷所致胸中气机不利的病机关键。支气管哮喘临床上多见以"痰饮"为主因的小青龙汤方证、射干麻黄汤证、苓甘五味姜辛夏杏汤证等方证，多表现为气促、短气、喉中痰鸣、咳吐白色泡沫痰、怕冷、无汗等。而本案初见肢体冰凉、怕冷等寒症，遂投以四逆汤加减。其后患者以"气虚"为主，属补中益气汤证。此哮喘以气促、有气难吸入、四肢乏力、脉沉细弱为主要表现，为气虚下陷之证，而非气机上逆之真喘，故临床上一定要细心审查，抓住病机关键，才可不断提高临床疗效。

五、咳嗽案

咳嗽案 1[①]

刘某，女，48岁。2017年1月6日初诊。

主诉：咽喉不适，咳嗽4月。

现病史：患者4月前感冒发热咳嗽，治疗后发热退，唯遗咽喉不适，时咳嗽，辗转求治而少效，就诊时咽喉如有附着，时致呛咳，偶有少量黄色黏稠痰咯出。无寒热流涕鼻塞等症，神疲乏力，夜卧不安，口淡乏味，食欲不佳，时有腹胀肠鸣，大便溏结交替。

既往史：素体脾胃不足，每食生冷黏腻即肠鸣腹泻，时时咳逆。

---

① 本案由潘志鹏整理。

舌脉象：舌质淡红，苔白腻中部偏黄，脉缓。

辅助检查：血常规、胸片无异常。

中医诊断：咳嗽病。

证候诊断：中焦升降失常，湿浊郁伏，逆上犯下证。

西医诊断：慢性咽炎。

治法：辛开苦降，调理中焦。

处方：甘草泻心汤加味。

炙甘草 15 g	党参 30 g	炮姜 10 g	黄连 5 g
黄芩 10 g	法半夏 15 g	大枣 15 g	细辛 5 g
五味子 10 g	合欢皮 30 g	马勃 10 g	

共 7 剂，日 1 剂，水煎服。

2017 年 1 月 13 日二诊：患者服用上方一周后复诊，诉咳嗽大减，晨起偶发，咽喉不适感几不可觉。同时睡眠改善，腹胀肠鸣减轻，纳食增加。视其咽喉，溃疡已愈。察其舌，腻苔渐化。诊其脉，缓中带滑。继以原方增减，调理三周。

处方：

炙甘草 15 g	党 参 30 g	炮姜 10 g	黄连 5 g
黄 芩 10 g	法半夏 15 g	大枣 15 g	细辛 3 g
五味子 5 g	合欢皮 20 g	马勃 10 g	

共 7 剂，日 1 剂，水煎服。

2017 年 2 月 5 日三诊：患者诉服用三周以上药方后，神清气爽，纳眠俱佳，而咽不适咳逆未再发矣。

按语：本案方选甘草泻心汤加味治疗，取得良好效果。考其出处，《伤寒论》第 158 条曰："伤寒中风，医反下之，其人下利，日数十行，谷不化，腹中雷鸣，心下痞硬而满，干呕，心烦不得安。医见心下痞，谓病不尽，复下之，其痞益甚，此非结热，但以胃中虚，客气上逆，故使硬也，甘草泻心汤主之。"其所治之证，以中焦脾胃失调为特点，呕利肠鸣心下痞，故以本方升清降浊，消痞止利。《医宗金鉴·订正仲景全书·伤寒论注》："方以甘草命名者，取和缓之意也。用甘草大枣之甘，补中之虚，缓中之急；半夏之辛，降逆止呕；芩、连之寒，泻阳陷之痞热；干姜之热，散阴凝之痞寒。缓中降逆，泻痞除烦，寒热并用也。"本案，平素脾胃不足，中焦升降失常。既有纳食不香、腹胀肠鸣、大便溏结交替之表现，也有夜寐难安之症状，更有咽部不适、溃疡多发之特点。虽不声嘶，然有咳逆，显然肺系受累。其脉缓，其苔腻，脉症皆合，故与本方加味。

咳嗽案 2[①]

王某某，男，56 岁。2017 年 3 月 6 日初诊。

主诉：反复咳嗽半年。

现病史：咳嗽无痰，咳甚则胸中灼痛，平卧时尤重，食少、纳呆，食多则痞满，胃中嘈杂，呃逆频作，甚则泛酸欲呕。

既往史：性情抑郁，素嗜烟酒，喜茶。

舌脉象：舌质偏红，苔白腻，脉弦滑。

辅助检查：胸片无异常。胃镜：胃食管返流。

中医诊断：咳嗽病。

证候诊断：肝胃不和证。

西医诊断：胃食管反流性咳嗽。

治法：化痰和胃，平肝降逆止咳。

处方：旋覆代赭汤加减。

旋复花 10 g	代赭石 30 g	姜半夏 10 g	党参 15 g
炙甘草 6 g	大枣 15 g	生姜 3 片	乌贼骨 30 g
茜草 10 g	射干 10 g	栀子 10 g	

共 7 剂，日 1 剂，水煎服。

2017 年 3 月 14 日二诊：患者诉咳嗽大减，呃逆泛酸减轻，食后仍胃痞不适，纳食增多，舌脉象同前。舌质偏红，苔白腻，脉弦滑。

处方：

旋复花 10 g	代赭石 30 g	姜半夏 15 g	党参 20 g
炙甘草 6 g	大枣 10 g	生姜 3 片	乌贼骨 30 g
茜草 10 g	射干 10 g	栀子 10 g	

共 7 剂，日 1 剂，水煎服。

2017 年 3 月 21 日三诊：患者诉服用二诊中药后，患者间中呛咳，无咯痰，泛酸明显减轻，胃纳恢复如常，舌红，苔白不腻，脉滑。

处方：

旋复花 10 g	代赭石 20 g	姜半夏 15 g	党参 20 g
炙甘草 6 g	大枣 10 g	乌贼骨 10 g	生姜 3 片

---

① 本案由潘志鹏整理。

茜草 10 g　　　　射干 10 g

共 7 剂，日 1 剂，水煎服。

按语：咳嗽是胃食管反流最常见的食管外症状之一，多为刺激性干咳，亦可表现为有痰的咳嗽。绝大多数为白天咳嗽，常伴胃灼热、反酸及胸痛、恶心等消化系统症状。使用制酸剂、促胃肠动力药、质子泵抑制剂等可迅速减轻，但明显改善需时较长。中医辨证治疗对缓解病情效果较为明显。经云：五脏六腑皆令人咳，非独肺也。是故慢性咳嗽之治，首在审证求因，治病求本，而非独任宣肃肺气，此其一也。其二，然咳嗽不论咎之何脏何腑，终由肺气失于宣肃所致，此其基本环节，又不可不知。故而或宣肺闭，或降肺逆，始终是治咳之基本手法。其三，脾之与肺，关联甚密。脾胃之升降，与肺肠之宣肃，相互影响。且经云"聚其胃，关于肺"，似可理解为痰饮之"源"与"器"的关系。如此则脾胃功能失常，最易导致肺气宣肃障碍，故而调理脾胃，是治疗慢性咳嗽之重要环节。其四，经云："其寒饮食入胃，从肺脉上至于肺，则肺寒，肺寒则外内合邪，因而客之，则为肺咳。"除阐明内外相因致咳之外，亦寓示了咳嗽之治多温法之理。仲景亦曰"病痰饮者，当以温药和之"，可谓一脉相承。

咳嗽案 3[①]

张某某，女，53 岁。2017 年 1 月 20 日初诊。

主诉：反复咳嗽半年，加重 1 周。

现病史：咳嗽半年，经中西医各种治疗，效果不佳。后经某医院系统检查，确诊为"变异性哮喘"，用抗过敏及茶碱类药物可明显缓解，但易复发。咳嗽无痰，每于遇冷风或活动时则发。近 1 周咽痒而呛，咳声连连，咳甚气逆则胸闷不适，夜卧咳甚，难以安眠。

既往史：饮冷、嗜甘，渐至纳减、食少而形瘦。

舌脉象：舌淡暗，苔薄白水滑，脉来沉弦而细。

辅助检查：未提供。

中医诊断：咳嗽病。

证候诊断：内饮夹风证。

西医诊断：咳嗽变异性哮喘。

治法：疏风化饮。

---

① 本案由潘志鹏整理。

处方：苓甘五味姜辛汤。

茯苓 15 g	炙甘草 10 g	五味子 10 g	干姜 10 g
细辛 5 g	姜半夏 10 g	当归 10 g	苦杏仁 15 g
荆芥穗 10 g			

共 7 剂，日 1 剂，水煎服。

2017 年 1 月 27 日二诊：一周后复诊，诉咳嗽减轻。舌淡暗薄白，脉弦细。

处方：

茯苓 15 g	炙甘草 10 g	五味子 10 g	干姜 10 g
细辛 5 g	姜半夏 10 g	当归 10 g	苦杏仁 15 g

共 14 剂，日 1 剂，水煎服。

2017 年 2 月 10 日三诊：调理两周后复诊，诸恙悉除，无须拟方。

按语：本案选方理论依据源自《金匮》痰饮病篇。论曰："凡食少饮多，水停心下，甚者则悸，微者短气。"于此可解本案发病之因。苓甘五味姜辛夏杏汤作为治疗痰饮咳逆的一个变方，其主旨不外化饮降逆，而重在中焦脾胃。观仲景饮咳之治，无不以姜、辛、夏、味、苓为其基本组合。小青龙汤麻桂与姜辛夏味相配治外寒里饮，小柴胡汤证咳者去参枣、生姜，加干姜、五味子，真武汤证咳者加细辛干姜五味子等，皆属其例。本案之咳，咳而无痰，似与痰饮为患相悖。然细读仲景之论，其所论饮咳，并未明确以咳吐痰涎为辨，既曰"满喘咳吐"，也云"咳逆倚息"。是咳痰之有无，不足为饮咳之据。

咳嗽案 4[①]

张某，男，5 岁 6 个月。2021 年 12 月 11 日初诊。

主诉：反复咳嗽 2 月，加重 3 天。

现病史：患儿 2 月内反复咳嗽，喉间痰鸣，不会自主咯痰，咳嗽剧烈时伴有气促，间断在外院儿科门诊就诊，用药时患儿咳嗽可减轻，停药后容易复发，临诊时患儿面色淡白，咳嗽阵作，痰鸣气急，鼻塞流清涕，舌淡红、苔白腻，脉浮紧。

体格检查：咽红，充血（＋＋），双肺呼吸音粗，未闻及干湿性啰音。

中医诊断：咳嗽病。

证候诊断：寒饮内伏、肺失宣降证。

---

① 本案由潘志鹏整理。

西医诊断：支气管炎。

治法：温肺化饮、化痰止咳。

处方：小青龙汤。

麻黄 5 g	桂枝 5 g	干姜 3 g	五味子 3 g
细辛 2 g	法半夏 5 g	白芍 10 g	炙甘草 5 g

共 4 剂，水煎服，日 1 剂。配合双侧定喘穴、肺俞穴穴位贴敷治疗。

2021 年 12 月 15 日二诊：患儿咳嗽明显减少，喉间痰鸣减轻，鼻塞流清涕，夜卧安稳，胃纳改善。

处方：

麻黄 5 g	桂枝 5 g	干姜 3 g	五味子 3 g
细辛 2 g	法半夏 5 g	白芍 10 g	炙甘草 5 g
苍耳子 5 g	辛夷花 4 g		

共 5 剂，水煎服，日 1 剂。继续配合穴位贴敷内外合治。

2021 年 12 月 21 日三诊：患儿无明显咳嗽，未闻及喉间痰鸣，鼻塞流清涕减轻，夜卧安稳，胃纳改善。予补中益气汤和玉屏风散加减处方：

黄芪 10 g	党参 10 g	白术 5 g	升麻 5 g
柴胡 5 g	陈皮 5 g	防风 10 g	炙甘草 5 g

共 7 剂，水煎服，日 1 剂。

按语：杨大坚教授认为，小儿咳嗽多由外感风寒而诱发，外寒内饮为主要病机。症见：突发喘息发作，咳嗽阵作，恶寒无汗，鼻流清涕，喉间痰鸣，气急，肺内可闻及哮鸣痰喘，脉象浮紧或指纹鲜红浮露等风寒在表、痰浊阻肺之象。杨大坚教授拟小青龙汤合三拗汤加减，以温肺化饮、止咳定喘为法，服用本方则使寒邪饮去，肺气通畅而咳喘自平。方中特别强调干姜的量不能少，达到 2～4 倍于五味子量，达到温化痰饮、散寒止咳之功。痰多壅盛者可合三子养亲汤；哮鸣显著者加射干、葶苈子、地龙；咳甚加桔梗、紫菀、款冬花、旋覆花。患者后期病邪已除，正气未复，拟补中益气汤固护中焦、玉屏风散健脾益气固表为主。若患儿出现外寒里热，如痰呈黄白色，难咯出，伴有口干、口苦等内热之象，故辨证为寒包热，则在杏苏散的基础上加用清肺热的黄芩、桑白皮、瓜蒌皮。同时，杨大坚教授在多年临床经验基础上遵循"外治之理即内治之理，外治之药亦即内治之药"原则，配合穴位贴敷治疗（双侧定喘穴、肺俞穴，少痰者加天突穴），起到中医内外合治的效果。

咳嗽案5①

吴某某，女，60岁。2015年11月26日初诊。

主诉：咳嗽2月。

现病史：近2月出现咳嗽，晨起咳嗽明显，有痰，多为黄色黏痰，不易咳出，咳甚有轻气促，伴有胸骨后闷不适，头重，10天前出现鼻塞、流涕，口干，无口苦，纳可，睡眠一般，小便正常，大便干。

既往史：高血压病史。

体格检查：双肺呼吸音粗糙，闻及少量湿性啰音。舌红，苔薄白，脉弦细。

辅助检查：胸CT无异常。

中医诊断：咳嗽。

证候诊断：肺阴亏虚。

西医诊断：支气管炎。

治法：清养肺胃，降逆和中。

处方：泻白散合沙参麦冬汤加减。

制胆星10 g	辛夷花10 g	麦芽30 g	麦冬35 g
甘草10 g	白芷10 g	沙参10 g	桑白皮20 g
姜半夏5 g	瓜蒌皮20 g	地骨皮20 g	

共7剂，水煎服，日1剂。

2015年12月8日二诊：咳嗽减少，痰量较前减少，部分可咳出，口干减轻，无气促，鼻塞、流涕减轻。舌红，苔薄白，脉弦细。

处方：

麦冬35 g	甘草10 g	沙参10 g	姜半夏5 g
桑白皮10 g	党参10 g	杏仁10 g	橘红10 g
浙贝母10 g			

共7剂，水煎服，日1剂。

2015年12月20日三诊：咳嗽咳痰基本缓解，少量白黏痰，少许口干，纳眠可。舌淡红，苔薄白，脉细。

处方：

麦冬35 g	甘草10 g	沙参10 g	熟地黄10 g

---

① 本案由程敏整理。

姜半夏 5 g　　　党参 10 g　　　杏仁 10 g　　　橘红 10 g

白术 10 g　　　茯苓 10 g

共 7 剂，水煎服，日 1 剂。

按语：《黄帝内经》中的《素问·咳论》篇谓："五脏六腑皆令人咳，非独肺也。"然肺为气之主，诸气上逆于肺则呛而咳，是咳嗽不止乎肺，而亦不离乎肺也。其体轻虚，其性清肃，最易受伤，故又称为娇脏，而伤则常病咳嗽。《黄帝内经》还谓："肺在变动为咳。""肺病者，喘咳逆气。"故咳嗽乃肺最常见之病。《伤寒论》里以苓甘五味姜辛汤、甘草干姜汤、理中汤等方治疗脾肺阳虚咳嗽，疗效甚佳；亦以麦门冬汤、炙甘草汤滋阴润肺，治疗肺燥咳嗽。

肺阴偏虚，火旺灼金而致咳嗽者，大多干咳无痰，肺之咳由于火迫，无痰者火盛而津枯，或吐痰胶粘而黄，气粗喘促，便结喜冷。肺阴虚之咳嗽关键在于痰黏难咳出，伴有口干、咽干、舌红少苔，治疗大法以养阴清热，润燥生津，麦门冬汤主之。麦冬、半夏 7∶1。如咳痰不出，结在喉间，热甚伤津，大便结燥，小便黄浊，则宜加知母清热。若咳嗽而痰中带血、唾血者，则又当于上方加入荷叶、柏叶、竹茹，以止血而宁咳。如肺久燥热，咳嗽不愈，常移热于大肠而成肺燥肠热之证。肺燥移其邪热于大肠，患者定多烦渴，腹胀，大便干，欲下不下，喉痒干咳，此时以先泄下以存津液，加桑皮、杏仁、麻仁清润肺燥，则咳嗽自止。该患者初诊时咳嗽气促、口干、舌红，乃肺胃阴虚、气逆之证，选用麦门冬汤为主方，加泻白散以清肺热降逆平喘，瓜蒌皮清化热痰；辛夷花、白芷以通鼻窍；二诊时患者肺燥、气逆稍缓解，仍有阴虚之象，继续予麦门冬汤滋阴润肺，合用贝母瓜蒌散加强养阴清肺化痰；三诊时患者咳嗽咳痰基本缓解，为巩固疗效，以滋阴润肺，健脾补肺为法，以达到巩固疗效，预防复发效果，以麦门冬汤合金水六君煎，脾为肺之母，肾为肺之子，治疗肺病后期，时时不应忘记健脾补肾。

本方所治虚热肺痿乃肺胃阴虚，气火上逆所致。病虽在肺，其源在胃，盖土为金母，胃主津液，胃津不足，则肺之阴津亦亏，终成肺胃阴虚之证。肺虚而肃降失职，则咳逆上气；肺伤而不布津，加之虚火灼津，则脾津不能上归于肺而聚生浊唾涎沫，随肺气上逆而咳出，且咳唾涎沫愈甚，则肺津损伤愈重，日久不止，终致肺痿。咽喉为肺胃之门户，肺胃阴伤，津不上承，则口干咽燥；虚热内盛，故手足心热。胃阴不足，失和气逆则呕吐；舌红少苔、脉虚数为阴虚内热之佐证。治宜清养肺胃，降逆下气。方中重用麦冬为君，甘寒清润，既养肺胃之阴，又清肺胃虚热。人参益气生津为臣。佐以甘草、粳米、大

115

枣益气养胃，合人参益胃生津，胃津充足，自能上归于肺，此正"培土生金"之法。肺胃阴虚，虚火上炎，不仅气机逆上，而且进一步灼津为涎，故又佐以半夏降逆下气，化其痰涎，虽属温燥之品，但用量很轻，与大剂麦门冬配伍，则其燥性减而降逆之用存，且能开胃行津以润肺，又使麦门冬滋而不腻，相反相成。甘草并能润肺利咽，调和诸药，兼作使药。

六、肺癌调理案①

罗某某，女，60 岁。2023 年 1 月 4 日初诊。

主诉：确诊肺腺癌晚期 3 月余。

现病史：患者 2022 年 9 月咳嗽、咳痰、气促，在我院呼吸科行支气管镜、活检，提示左肺腺癌，出院诊断肺恶性肿瘤（T4N3M1 ⅣA 期），目前长期口服恩沙替尼靶向治疗。现为求中医治疗来就诊，症见：疲倦乏力，气促，偶有咳嗽咳痰，口干口苦，自汗，以下半身出汗为主，胃纳下降，大便干结量少，小便调。

体格检查：右肺呼吸音减弱，左肺呼吸音正常，双肺未闻及干湿啰音。腹部查体未见异常。舌淡红，苔薄白少，脉细弱。

中医诊断：癌类病。

证候诊断：气阴两虚证。

西医诊断：肺恶性肿瘤。

治法：益气养阴。

处方：自拟益气敛阴汤加减。

西洋参 10 g	百合 15 g	糯稻根 15 g	山萸肉 15 g
玄参 15 g	天冬 15 g	黄芪 20 g	白芍 15 g
天花粉 30 g			

共 7 剂，日 1 剂，水煎服。

2023 年 1 月 11 日二诊：患者诉药后口干口苦、大便干燥好转，疲倦乏力稍好转，但仍失眠，牙龈出血，出汗仍较多，胃纳一般。舌淡红，苔薄白少，脉细弱。

处方：

西洋参 10 g	百合 15 g	糯稻根 15 g	山萸肉 15 g

---

① 本案由李景濠整理。

| 玄参 15 g | 天冬 15 g | 黄芪 20 g | 白芍 15 g |
| 天花粉 30 g | 白茅根 15 g | 侧柏叶 10 g | 醋龟甲 10 g^(先煎) |

共 7 剂，日 1 剂，水煎服。

2023 年 1 月 18 日三诊：患者诉药后汗出较前减少，已无牙龈出血，疲倦乏力大致同前，但 1 月前感冒后开始出现味觉减退，现味觉仍未恢复，偶有头晕头痛，腰部酸痛，胃纳一般。舌淡红，苔薄白少，脉细弱。

处方：

西洋参 10 g	百合 15 g	糯稻根 15 g	山萸肉 15 g
玄参 15 g	天冬 15 g	黄芪 20 g	白芍 15 g
天花粉 30 g	川芎 10 g	天麻 10 g	醋龟甲 10 g^(先煎)

共 7 剂，日 1 剂，水煎服。

2023 年 2 月 1 日四诊：患者诉疲倦乏力较上次就诊时好转，头晕减轻，已无头痛，胃纳好转，仍有味觉减退、足背部麻木感，自觉咽喉有痰，腰部酸痛较前好转。舌淡红，苔薄白少，脉细弱。

处方：

西洋参 10 g	百合 15 g	山萸肉 15 g	玄参 15 g
天冬 15 g	黄芪 20 g	白芍 15 g	天花粉 30 g
天麻 10 g	鸡血藤 10 g	钩藤 10 g	醋龟甲 10 g^(先煎)

共 7 剂，日 1 剂，水煎服。

2023 年 2 月 15 日五诊：患者现已基本无疲倦乏力，头晕、咽喉有痰感较前好转，仍有腰部酸痛，胃纳、睡眠尚可。舌淡红，苔薄白少，脉细。

处方：

百合 15 g	山萸肉 15 g	天冬 15 g	黄芪 20 g
白芍 15 g	天花粉 20 g	天麻 10 g	醋龟甲 10 g^(先煎)
鸡血藤 10 g	钩藤 10 g	肉苁蓉 10 g	川牛膝 10 g

共 7 剂，日 1 剂，水煎服。

2023 年 3 月 1 日六诊：患者已无疲倦乏力、汗出、头晕、纳差、失眠等症状，腰部酸痛好转，诉味觉现已逐渐恢复。舌淡红，苔薄白，脉细。嘱继续服药长期调理。

百合 15 g	山萸肉 15 g	天冬 15 g	黄芪 20 g
白芍 15 g	天花粉 20 g	天麻 10 g	醋龟甲 10 g^(先煎)
鸡血藤 10 g	肉苁蓉 10 g	川牛膝 10 g	杜仲 10 g
灵芝 10 g			

共 7 剂，日 1 剂，水煎服。

按语：本例为恶性肿瘤患者，目前长期应用靶向药物治疗，在规范西医治疗的同时，使用中医治疗可有效改善患者的临床症状。笔者认为，大多数抗肿瘤西药都会耗伤人体正气，本例患者又是肺癌晚期，久病耗损，故表现出一派虚弱之象。四诊合参，患者属于气阴两虚证，正气虚弱故气短喘咳，气虚无力固摄则汗出，久病气损及阴，阴虚不能制火则口干口苦，阴虚不能滋润则大便干燥。因患者气虚明显，不宜过用苦寒，治宜甘寒之味，予益气养阴为法，方中西洋参、黄芪益气，百合、天冬、玄参、白芍、天花粉养阴，汗出过多亦能耗气伤阴，故方中加用糯稻根、山萸肉收敛止汗。经治疗后，患者口干口苦、大便干燥、疲倦乏力症状好转，但出现牙龈出血等症状，故加用侧柏叶、白茅根、龟板等甘寒清热止血。三诊时患者上述症状进一步好转，故仍守方加减，此时患者头晕头痛症状明显，予加用天麻升清止眩，川芎活血止痛。四诊时患者已无头痛但仍有头晕，故去川芎，加用钩藤平肝潜阳、鸡血藤活血养血，同时因患者已无汗多，故去糯稻根，仍用山萸肉以补肾敛阴。至五诊、六诊时，患者气阴两虚症状已明显改善，故去西洋参、玄参；患者此时以腰酸痛为主要不适，故在原方基础上，加用肉苁蓉、牛膝、杜仲等药以补益肝肾、强筋健骨。治疗此类已长期使用西药抗肿瘤的病人，正气本已虚弱，不必再应用峻猛药物攻逐邪气，应以改善生存质量为主要着眼点。

第四节　脾胃疾病验案

一、胃痛案[①]

王某某，女，47 岁。2022 年 7 月 18 日初诊。

主诉：胃脘痛 2 天。

现病史：进食冰冻水果后出现胃脘痛，喜温喜按，时有胃脘闷塞不适，口苦，餐后呃逆，曾呕吐 1 次清稀痰涎，体倦肢冷，不思饮食，睡眠可，大便欠成型，1 ～ 2 次/日。

---

① 本案由余莹整理。

既往史：既往有慢性胃炎病史。

体格检查：上腹压痛（＋－），其余查体阴性。舌淡红，边有齿痕，苔薄白，脉弦细。

中医诊断：胃脘痛。

证候诊断：脾胃虚寒证。

西医诊断：慢性胃炎。

治法：健脾和胃，理气止痛。

处方：小柴胡汤加减。

柴胡 20 g	党参 15 g	姜半夏 10 g	黄芩 10 g
炙甘草 10 g	生姜 12 g	大枣 12 g	陈皮 10 g
藿香 10 g	白芍 10 g		

共 5 剂，水煎服，日 1 剂，饭后温服。

嘱服药期间忌生冷、寒凉、辛辣、油腻之品，规律饮食。

2022 年 8 月 24 日二诊：胃脘痛已缓解，平素易早饱，进食稍多则餐后腹胀，胃纳欠佳，大便欠成型，1～2 次/日，舌淡淡红，苔薄白，脉细。

处方：

党参 12 g	白术 12 g	茯苓 15 g	炙甘草 6 g
陈皮 5 g	法半夏 5 g	佛手 10 g	大腹皮 10 g

共 7 剂，水煎服，日 1 剂，饭后温服。

按语：本例中患者初诊腹痛，喜温喜按，结合舌脉，辨为脾胃虚寒证，治疗当以健脾和胃，益气止痛，方选小柴胡汤加减。小柴胡汤作为中医经验方剂，出自中医古书籍《伤寒论》，其基本方剂主要由七种药材构成；观之全方，可起到健脾和胃、温中益气等功效。小柴胡汤中，柴胡具有疏肝、解郁及调畅气机之功效，黄芩具有降胃气之功效，丹参具有通络、活血、调气之功效，法半夏具有降逆之功效，甘草具有利气之功效，生姜具有止呕、和胃及降逆之功效，大枣、人参这两味药材具有健脾、益气、祛邪、御邪之功效，加藿香芳香醒脾，祛湿止呕。诸药合用，调和患者气机、疏利中焦，具有调达上下之功效。复诊时寒邪已去，脾胃仍虚，以气虚为主，方予六君子汤益气健脾，加佛手、大腹皮理气消胀，患者服 7 剂后症状愈。

二、腹痛案[①]

欧阳某某，男，67 岁。2022 年 9 月 3 日初诊。

主诉：反复腹痛 3 年余。

现病史：3 年前某次聚会时饮食不节，暴饮暴食后出现腹痛，服西药后腹痛好转（药物不详），后饮食稍不慎则腹痛发作，以脐周隐痛为主，空腹痛重，得食痛减，喜温喜按，食后腹胀明显，平素易觉疲惫，口淡乏味，食欲不佳，嗜睡，大便以烂为主，1～3 次/日，平素饮食不慎则易腹泻。

既往史：无特殊。

体格检查：上腹部压痛（+），其余查体阴性。舌质淡嫩，苔薄白，脉沉细。

中医诊断：腹痛。

证候诊断：脾肾阳虚证。

西医诊断：胃肠功能紊乱。

治法：补益脾肾，温中止痛。

处方：吴茱萸汤加味。

吴茱萸 10 g	干姜 10 g	川芎 10 g	桂枝 10 g
苦杏仁 10 g	厚朴 10 g	砂仁 10 g	黄柏 10 g
炙甘草 10 g	附子 20 g	白术 15 g	茯苓 20 g
茴香 15 g			

共 7 剂，水煎服，日 1 剂，饭后温服。嘱服药期间忌生冷、寒凉、辛辣、油腻之品，规律饮食。

2022 年 9 月 15 日二诊：腹痛腹胀较前明显好转，食欲改善，仍觉疲倦乏力，嗜睡，大便质软成形，2 次/日，无腹泻，舌淡红，苔白腻稍厚，脉细。

处方：

党参 20 g	茯苓 20 g	白术 20 g	山药 30 g
莲子 10 g	白扁豆 20 g	薏苡仁 20 g	砂仁 10 g[(后下)]
桔梗 10 g	炙甘草 5 g	杜仲 15 g	木香 10 g
陈皮 10 g	石菖蒲 10 g	五指毛桃 15 g	

共 7 剂，水煎服，日 1 剂，饭后温服。

---

① 本案由余莹整理。

2022 年 9 月 27 日三诊：已无明显腹痛腹胀，食欲可，偶有疲倦乏力，大便质软成形，1～2 次/日，无腹泻，舌淡红，苔薄白，脉细。

处方：

太子参 20 g	茯苓 20 g	炒白术 20 g	山药 30 g
白扁豆 20 g	桔梗 10 g	陈皮 10 g	木香 10 g
大枣 10 g	炙甘草 5 g		

共 7 剂，水煎服，日 1 剂，饭后温服。

按语：此患者饮食不节，损伤脾胃，病程日久，脾阳虚损，加之年老体虚，命门火衰，肾阳不足。肾阳为先天之阳，脾阳为后天之阳，先天肾阳不足，则后天脾阳亦损，脾阳不足，运化无权，痰湿内生，土为湿困，肝木生于肾水而长于脾土，水寒土湿则木郁不达，木郁乘土，气滞寒凝，气机不通则痛。首诊病机为脾肾阳虚、肝寒犯胃，当治以补火生土、疏肝和胃，以加味吴茱萸四逆汤治之。吴茱萸四逆汤是在四逆汤的基础上加吴茱萸而成，方中附子补火助阳、破阴散寒，吴茱萸温胃散寒、开郁化滞，二者共为君药。干姜温中散寒、助阳通脉，与附子合用，附子可温先天肾阳以生后天脾阳，干姜可温后天脾阳以养先天肾阳，先后天同治，共奏温补脾肾、助阳散寒之功。阳虚则寒凝，茯苓配桂枝一利一温，可温阳化饮，增强化滞行气之力。白术健脾利湿；川芎为血中气药，祛寒凝血瘀，配合佛手共奏理气消滞之功；茴香芳香醒脾，散寒止痛，理气和胃；厚朴、杏仁为药，可下气消湿除满，加黄柏炭、砂仁、炙甘草，伏火坚阴。全方共奏温肾扶阳、补火生土、温肝和胃、行气止痛之效。复诊时腹痛好转，脾虚症状明显，方以参苓白术散为基础方加减，加强健脾益气之功。

三、腹胀案[①]

杨某某，女，70 岁。2023 年 2 月 17 日初诊。

主诉：中腹部胀闷感 2 月。

现病史：患者 2 月前无明显诱因下开始出现中腹部胀闷感，嗳气频繁，嗳气声低弱，嗳气后腹胀稍减轻，伴有胸骨后闷痛感，口干不欲饮，胃纳下降，每餐仅能进食 1 两食物，睡眠差，小便黄，大便正常，无反酸。1 周前行胃镜检查提示慢性胃炎。

---

① 本案由余莹整理。

体格检查：腹软，上腹部、中腹部压痛，其余腹部无压痛、无反跳痛，肠鸣音 4 次/min。舌淡红，舌苔薄白，脉弦细。

中医诊断：腹胀。

证候诊断：肝胃不和证。

西医诊断：慢性胃炎。

治法：疏肝和胃。

处方：香砂六君子汤加减。

党参 10 g	白术 10 g	茯苓 10 g	净山楂 15 g
蒸陈皮 5 g	麦芽 20 g	首乌藤 15 g	木香 5 g(后下)
砂仁 5 g(后下)			

共 7 剂，日 1 剂，水煎服。

2023 年 3 月 1 日二诊：患者诉服用上述药物后腹胀、嗳气较前好转，但近期进食生冷食物后出现大便偏溏，仍有纳差。舌淡红，舌苔薄白微腻，脉弦细。

处方：

党参 10 g	白术 10 g	茯苓 10 g	净山楂 15 g
蒸陈皮 5 g	首乌藤 15 g	麦芽 20 g	砂仁 5 g(后下)
木香 5 g(后下)	佩兰 10 g	豆蔻 5 g	

共 7 剂，日 1 剂，水煎服。

2023 年 3 月 10 日三诊：患者诉现胃纳较前好转，可进食约 2 两食物，但偶有头痛。舌淡红，舌苔薄白，脉弦。

处方：

党参 10 g	白术 10 g	茯苓 10 g	净山楂 15 g
蒸陈皮 5 g	首乌藤 15 g	麦芽 20 g	砂仁 5 g(后下)
木香 5 g(后下)	佩兰 10 g	豆蔻 5 g	罗布麻叶 10 g

共 7 剂，日 1 剂，水煎服。

2023 年 4 月 7 日四诊：患者腹胀、头痛改善，但近期天气潮湿，诉全身倦怠乏力，困倦欲睡。舌淡红，舌苔薄白微腻，脉弦。

处方：

党参 10 g	白术 10 g	茯苓 10 g	净山楂 15 g
蒸陈皮 5 g	首乌藤 15 g	麦芽 20 g	砂仁 5 g(后下)
木香 5 g(后下)	厚朴 10 g	豆蔻 5 g	苍术 10 g

共 7 剂，日 1 剂，水煎服。

2023 年 6 月 9 日五诊：现已基本无腹部胀满感，睡眠好转，胃纳基本正常，但仍觉容易疲倦，肢体倦怠。

处方：

党参 15 g	白术 15 g	茯苓 15 g	净山楂 15 g
蒸陈皮 5 g	砂仁 5 g^(后下)	木香 5 g^(后下)	麦芽 20 g
首乌藤 15 g	佩兰 10 g	豆蔻 5 g	

共 7 剂，日 1 剂，水煎服。

按语：治疗腹胀首先要辨虚实，患者虽以腹胀为主诉，但嗳气声低弱，胃纳下降，舌淡红，脉弦细，均为一派虚象。同时患者有胸闷、嗳气、嗳气后腹胀减轻等症状，脉兼弦象，辨证中存在肝气郁结的因素。故用药兼顾健脾益气、行气化滞两个方面。又因患者年老体虚，不耐峻补峻泻，故用药皆小巧轻灵。首诊方中党参、茯苓、白术健脾益气，陈皮、砂仁、木香行气除胀，山楂、麦芽消食化滞，首乌藤安神助眠。二诊时患者诉曾进食生冷食物，其后出现大便溏，纳差，舌苔转腻。稍微进食不慎即出现上述变症，说明患者脾胃虚弱，不耐难消化的食物，首诊方药切中患者病机，故方仍不变，而加用佩兰、豆蔻等药祛湿化浊。三诊时患者胃纳转好，但头痛，且脉以弦象为主，故减麦芽，加罗布麻叶以平肝潜阳。四诊时患者受天气变化影响而出现疲倦欲睡、倦怠乏力等湿浊困滞的症状，故去首乌藤，加用厚朴、苍术等辛烈之品以加强化湿力量。至五诊时患者肢体倦怠等症好转，厚朴、苍术中病即止，故停用之，仍用原方加减缓缓收功。

四、呃逆案^①

李某，女，53 岁。2022 年 8 月 11 日初诊。

主诉：反复呃逆 1 年余。

现病史：1 年前因家庭琐事困扰情绪，后开始出现呃逆，阵发性发作，每周发作 3 ~ 5 次，呃逆声小、次频繁，情绪不佳时发作，服温热水后可自行缓解，平素情绪易低落，善太息，厌恶生冷寒凉食物，纳一般，睡眠较差，入睡困难，大便成型，1 次/日。

既往史：既往有抑郁病史。

体格检查：心肺腹查体未见明显异常。舌暗红，苔白腻，脉弦。

---

① 本案由余莹整理。

中医诊断：呃逆。

证候诊断：肝胃不和证。

西医诊断：膈肌痉挛。

治法：疏肝和胃，降逆止呃。

处方：

柴胡 10 g	代赭石 15 g	枳壳 10 g	木香 15 g
青皮 10 g	陈皮 10 g	草豆蔻 10	姜半夏 10 g
榔片 10 g	莱菔子 10 g	合欢花 10 g	黄连 5 g

共 7 剂，水煎服，日 1 剂，饭后温服。

2022 年 8 月 20 日二诊：呃逆好转，服药期间发作过 1 次，餐后连续数声，呃逆声低微，深呼吸可自行停止，纳一般，睡眠稍改善，入睡难，大便成型，1 次/日，舌暗红，苔薄白，脉弦。

处方：

柴胡 10 g	代赭石 15 g	枳壳 10 g	木香 15 g
青皮 10 g	陈皮 10 g	草豆蔻 10	姜半夏 10 g
砂仁 10 g	莱菔子 10 g	合欢花 10 g	佛手 15 g
远志 10 g			

共 7 剂，水煎服，日 1 剂，饭后温服。

按语：《灵枢·口问》载："谷入于胃，胃气上注于肺，今有故寒气与新谷气俱还入于胃，新故相乱，真邪相攻，气并相逆，复出于胃，故为哕。"可见呃逆病位在胃，但脾胃气机升降有赖于肝气条达。《古今医统大全》认为，"凡有忍气郁结积怒之人，并不得行其志者，多有咳逆之证"，若肝气失于疏泄，郁滞中焦，必横逆犯胃，使胃气不能降浊，胃失通降，从而导致胃气上逆动膈，发为呃逆。此例患者情绪不畅，肝气郁结，横逆犯胃，故虽呃逆病位在胃，但基本病机为肝胃不和，胃失和降，膈间气机不利，胃气上逆动膈，故治疗当疏肝和胃，降逆止呃，方选疏肝和胃汤加减。复诊效不改方，加强畅达情绪之佛手、远志，情绪安宁则神安眠好。

第五节　杂病类验案

一、失眠案[①]

王某某，女，57 岁。2022 年 10 月 28 日初诊。

主诉：失眠 20 余天。

现病史：患者 20 余天前因为家庭琐事受情绪刺激后开始出现失眠，难以入睡，每晚仅能入睡 3 h 左右，伴有多梦，在床上胡思乱想，五心烦热，潮热，盗汗，口干，心悸，腰膝酸软，胃纳一般，小便黄，大便干。已停经 1 年余。

既往史：既往高血压病 1 级病史，最高血压 140 + /80 + mmHg，平素规律口服厄贝沙坦 0.15 g qd 降压。

体格检查：血压 136/89 mmHg，睑结膜稍充血，双上肢无震颤，无多汗，无突眼，心律齐，各瓣膜未闻及病理性杂音。舌偏红，苔薄白，脉弦。

中医诊断：不寐。

证候诊断：心肾不交证。

西医诊断：睡眠障碍。

治法：交通心肾。

处方：自拟滋阴安神汤加减。

炒酸枣仁 10 g	麦冬 10 g	五味子 5 g	白芍 10 g
首乌藤 10 g	柏子仁 10 g	远志 5 g	莲子心 5 g
灵芝 10 g	黄连 5 g	石膏 30 g (先煎)	龟甲 10 g (先煎)
合欢皮 10 g	百合 15 g	炙甘草 10 g	大枣 10 g

共 14 剂，水煎服，日 1 剂。

2022 年 11 月 23 日二诊：患者诉服药后睡眠好转，每晚能入睡 4 ～ 5 小时，但仍有潮热、盗汗、口干、心烦、心悸，偶有头晕，呈昏沉感，舌偏红，苔薄白，脉弦。

---

① 本案由李景濠整理。

处方：

炒酸枣仁 10 g	麦冬 10 g	五味子 5 g	白芍 10 g
首乌藤 10 g	柏子仁 10 g	远志 5 g	莲子心 5 g
灵芝 10 g	黄连 5 g	石膏 30 g^(先煎)	龟甲 10 g^(先煎)
合欢皮 10 g	百合 15 g	甘草 10 g	大枣 10 g
钩藤 10 g	牡丹皮 10 g		

共 7 剂，水煎服，日 1 剂。

2022 年 12 月 2 日三诊：患者诉现睡眠较二诊时有明显好转，每晚可睡 6～7 小时，已无五心烦热、潮热盗汗、口干，仍有头晕，舌淡红，苔薄白，脉弦。

处方：

炒酸枣仁 10 g	麦冬 10 g	五味子 5 g	白芍 10 g
首乌藤 10 g	柏子仁 10 g	远志 5 g	莲子心 5 g
灵芝 10 g	石膏 30 g^(先煎)	龟甲 10 g^(先煎)	合欢皮 10 g
百合 15 g	炙甘草 10 g	大枣 10 g	钩藤 10 g
牡丹皮 10 g			

共 7 剂，水煎服，日 1 剂。

按语： 由于女性七七之后天癸绝，因此其失眠大抵都存在水亏火旺、心肾不交的特点，故治宜滋阴清热、交通心肾。患者为绝经后女性，肾精虚衰，肾水不能上济心火，心火不能下暖肾水，心肾不交，则心火独炎于上而肾水独竭于下，故现阴虚火旺之象，症见潮热盗汗、五心烦热、口干、尿黄便干、心悸、腰膝酸软。患者复因家庭事务，心神不宁，耗伤心血，则心肾愈发不能相交，故烦热失眠。因此，组方主要从滋阴、清热、安神三大方面入手。方中酸枣仁、柏子仁、麦冬、五味子、百合、白芍、龟甲皆为酸甘之品，功能为滋补心肝肾三脏之阴；黄连、莲子心苦寒，石膏甘寒，能清心降火；远志、灵芝、合欢皮则起到安神之功。此外，本方以寒凉滋润药物为主，过于损伤脾胃，而心肾相交又有赖于中土脾胃的升降作用，故杨大坚教授在本方中加用甘草、大枣，一方面能防止阴柔药物损伤脾胃，另一方面又能起到健运中土枢机的作用。用药法度严谨，贴合患者发病病机：患者的失眠主因是肾水亏虚，故本方滋阴药物用量最多；次因心火上炎，故清热药物次之；继因水火不能相济、心神不宁，故安神药物又次之；最后再辅以甘草、大枣健运中焦。诸药共奏滋阴清热、交通心肾之功。

失眠属于心系疾病，多见于思虑过度、心神不宁之人，与心肝脾肾四脏关系均密切。失眠实证,有心火炽盛者,有肝阳上亢者,有痰热蒙窍者,有痰湿阻滞中焦以致心肾不能交通者;失眠虚证,有肾水不足者,有心脾气血两虚者。宜在辨证施治的同时,适当加用首乌藤、酸枣仁、远志、柏子仁、合欢皮等安神助眠药物。

二、头痛案

头痛案1[①]

刘某,女,47岁。2016年10月3日初诊。

现病史:左侧头痛反复发作3年,近3月发作次数明显增加,每天发作3～5次不等,发作时阵发性剧痛,面肌抽搐,流泪和流涎,每次疼痛持续数小时。经医院诊断治疗,时好时发,情绪低下。

症见:就诊时左手扶面,诉左侧头掣痛,流涎和流泪,面赤,目红,呻吟不止。观其病状:位置固定,痛处掣痛抽搐,面赤目红,舌红边有瘀点,脉弦而数。

中医诊断:头痛。

证型:瘀血阻滞,风痰阻络。

治法:活血祛风、通络止痛。

处方:川芎白芷汤加味。

川芎15 g	天麻10 g	蜈蚣2 g	细辛10 g
白芷10 g	田七10 g	葛根30 g	赤芍20 g
白芍20 g	牡丹皮15 g		

5剂,日1剂,水煎内服。

2018年8月22日二诊:诉自2016年10月3日服药5剂后病痊愈,时至今天未见复发,要求抓原方备用。

处方:

川芎15 g	天麻10 g	蜈蚣2 g	细辛10 g
白芷10 g	三七10 g	葛根30 g	赤芍20 g
白芍20 g	牡丹皮15 g		

5剂,复发时水煎内服。

① 本案由甘斌整理。

按语：本例属于瘀血阻滞，风痰阻络而头痛，瘀血阻滞，风痰客于经络，痰阻血瘀，气滞血凝，阻遏经络，而致"不通则痛"。方中川芎行气开郁，祛风活血，通络止痛，《神农本草经》说川芎"主中风入脑头痛"，《本草纲目》说川芎"为血中气药，气行血调，其痛立止"。李杲曰："头痛须用川芎。"川芎散、川芎茶调散治疗头痛，均以川芎为君药，本方亦然。天麻质润不燥，能平肝息风止痛。现代药理学研究表明，天麻能增加脑血流量，降低血管阻力。白芷祛风燥湿，消肿止痛。《本草汇言》曰："白芷上行头目……头风头痛，皆能治之。"细辛祛风散寒止痛。《神农本草经》说细辛治"头痛脑动"，《本草新编》说细辛"气清而不浊，故善降浊气而升清气，所以治头痛如神也"。李东垣说"高巅之上，惟风可到"，主张头痛用风药为主。方中川芎、白芷、细辛皆是芳香升清降浊之品，均为治头痛名药。葛根之功，解肌升阳，能扩张脑血管，且能缓解肌肉痉挛。现代药理学研究表明，葛根能扩张脑血管，改善脑血管循环及侧支循环。白芍养血平肝，缓急止痛。三七能活血化瘀，消肿止痛。加入赤芍、丹皮以凉血通瘀，特别是赤芍、丹皮同时应用，增加凉血降火之力。全方共奏祛风活血，凉血通瘀，通络止痛之功。

头痛案 2[①]

沈某某，女，49 岁。2022 年 12 月 30 日初诊。

主诉：头痛 1 月。

现病史：1 月前受情绪刺激后开始出现头痛，自测血压 136/96 mmHg，服用氨氯地平片后头痛未见改善，头痛以前额、双颞侧及枕部为主，为紧箍感、跳动感，具持续性，遇情绪刺激时疼痛加剧，伴有头晕，呈昏重感、头重脚轻感，情绪波动大，烦躁易怒，胃纳一般，入睡困难，尿黄，大便偏稀。

既往史：既往有高血压病 1 级病史，长期服药控制，自诉血压控制尚可。

体格检查：血压 126/88 mmHg，双侧瞳孔等大等圆，对光反射灵敏，头颅无触痛，四肢肌力及肌张力正常。舌淡红，苔黄腻，脉弦。

中医诊断：头痛。

证候诊断：肝阳上亢证。

西医诊断：功能性头痛。

治法：平肝潜阳。

处方：自拟平肝汤加减。

---

① 本案由李景濠整理。

天麻 15 g	钩藤 15 g^(后下)	荷叶 10 g	白芍 10 g
当归 5 g	党参 15 g	白术 10 g	茯苓 10 g
甘草 5 g	黄芪 10 g	续断 15 g	荆芥 5 g

共 7 剂，水煎服，日 1 剂。

2023 年 1 月 6 日二诊：患者现头痛较前好转，性质同前，已无头晕，情绪较前稳定，但仍有口干，双下肢稍乏力，胃纳较前好转，睡眠大致同前。舌淡红，苔黄腻，脉弦。

处方：

天麻 15 g	钩藤 15 g^(后下)	荷叶 10 g	白芍 10 g
当归 5 g	党参 15 g	白术 10 g	茯苓 10 g
甘草 5 g	防风 5 g	续断 15 g	宽筋藤 15 g

共 7 剂，水煎服，日 1 剂。

2023 年 2 月 3 日三诊：患者诉服用二诊药后头痛好转，近 3 日来进食过多并受情绪刺激后，头痛再次发生，性质同前，程度较二诊时轻，伴有颈部疼痛，脘腹痞闷，大便烂，五心烦热，手心出汗，失眠。舌淡红，苔黄腻，脉弦。

处方：

天麻 10 g	钩藤 10 g^(后下)	荷叶 10 g	白芍 10 g
当归 5 g	党参 15 g	白术 10 g	茯苓 10 g
葛根 15 g	防风 5 g	姜黄 5 g	苍术 10 g
佩兰 10 g	胡黄连 5 g		

共 7 剂，水煎服，日 1 剂。

2023 年 2 月 10 日四诊：患者诉现已基本无头痛，颈部疼痛、心烦失眠较前好转，二便调。舌淡红，苔薄白微腻，脉细。

处方：

天麻 10 g	钩藤 10 g^(后下)	荷叶 10 g	白芍 10 g
当归 5 g	党参 15 g	白术 10 g	茯苓 10 g
甘草 5 g	酸枣仁 10 g		

共 7 剂，水煎服，日 1 剂。

按语：本例患者虽然有头痛、头重脚轻、烦躁易怒、失眠、尿黄等肝阳上亢的症状，但患者还有脾胃气虚的表现，如头昏、胃纳差、大便稀、舌淡红等。故在遣方用药时，除了应用天麻、钩藤、荷叶、白芍等平抑肝阳药物之外，还加上了党参、黄芪、茯苓、白术、甘草等以起健脾益气之效。正如

《素问·通评虚实论》所云，"头痛耳鸣，九窍不利，胃肠之所生也"，脾胃在中焦，主运化水谷，其化生的营卫气血，外达于四肢百骸，一旦脾胃虚弱，则头面清窍失养，遂发为头晕、头痛。此外，至巅之上，为风药可到，故治疗本例患者的头痛时，少量加用荆芥、防风作为使药，待头痛基本消失后，则停用此类药物。患者三诊时头痛改善，但伴有脘腹痞闷、大便溏、五心烦热、颈部疼痛，故加用苍术、佩兰化湿，胡黄连清虚热，葛根、姜黄舒筋活血止痛。至四诊时患者诸症好转，故专以平和方药收功。

三、头晕案

头晕案 1[①]

陈某，男，48 岁。2018 年 1 月 25 日初诊。

主诉：头晕 3 天。

现病史：患者诉 3 天前无明显诱因开始出现头晕，呈昏沉感，伴有耳鸣、恶心、视物模糊，时有心慌，无呕吐，无胸闷胸痛，无明显天旋地转感，无听力下降，当时测血压偏高 165/110 mmHg，无肢体运动感觉障碍，胃纳一般，睡眠差，二便调。

既往史：既往高血压病史。

过敏史：否认药物及食物过敏史。

体格检查：血压 155/110 mmHg，双瞳孔等大等圆，对光反射灵敏，伸舌居中，双额纹、鼻唇沟对称无变浅，四肢肌力及肌张力正常，生理反射存，病理反射未引出。舌淡红，苔白，脉细。

辅助检查：头颅 CT 提示：双侧基底节区腔隙性脑梗死。

中医诊断：眩晕。

证候诊断：阳虚水泛证。

西医诊断：高血压 2 级、腔隙性脑梗死。

治法：温阳利水。

处方：附子汤。

熟附子 10 g^(先煎)　　　白术 20 g　　　　茯苓 20 g　　　　白芍 20 g
生姜 3 片

---

① 本案由区淑妍整理。

共 7 剂，水煎服，日 1 剂。

2018 年 2 月 3 日复诊：服药第 1 天后血压降至 150/90 mmHg，头晕缓解，耳鸣、恶心、视物模糊明显改善，服药 3 天后血压维持在 130～150/80～90 mmHg，头晕明显缓解，余症消失，服药 1 周后头晕症状明显缓解，无耳鸣、视物模糊，无心慌胸闷，无恶心呕吐，胃纳睡眠较前改善，二便调。舌淡红，苔白，脉细。

处方：

熟附子 10 g$^{(先煎)}$　　白术 20 g　　　茯苓 20 g　　　　白芍 20 g

生姜 3 片　　　　桂枝 10 g　　　党参 10 g

共 14 剂，水煎服，日 1 剂。

1 月后随诊患者，其表示头晕、恶心、耳鸣等症未发，血压控制在 120～140/70～80 mmHg。

按语：《伤寒论》中提及："太阳病发汗，汗出不解，其人仍发热，心下悸，头眩，身𥆧动，振振欲僻地者，真武汤主之。"真武汤功为温阳利水，主要治疗阳虚水泛的一切病症，对眩晕、抽搐、怕冷、大便稀烂、心悸等属于水泛的辨证均可使用。患者舌淡红、苔白、头晕、恶心、脉细，考虑为阳虚不能制水，上犯清窍引起，予真武汤温阳利水；经治疗后，患者症状好转，二诊时标本兼治，加党参健脾祛湿以崇土制水，加桂枝以温阳降逆。

古代医家总结眩晕的病因病机：无虚不成眩、无痰不成眩、无风不成眩。头晕的病机多为夹杂两种或三种情况同时发病，治疗头晕的治法多以补虚、化痰、息风潜阳为主，其中，虚证多以肝肾不足、髓海失养为主，以六味地黄汤、左归饮（丸）、右归饮（丸）等为主方进行加减；痰证可分为痰浊蒙蔽清窍、清阳不升痰阻清窍等情况，前者以温胆汤加石菖蒲、郁金、胆南星或半夏白术天麻汤等祛痰开窍；后者可用益气聪明汤益气化痰开窍；息风潜阳法中可细分平肝息风、重镇潜阳息风等，方有天麻钩藤饮、镇肝熄风汤、大定风珠等，其中重镇潜阳中多有牡蛎、龙骨、珍珠母、石决明等介类，多用久用会伤及脾胃阳气，应用可酌加用理气健脾养胃之药，如砂仁、白术、陈皮等。

头晕案 2[①]

陈某某，女，55 岁。2021 年 11 月 19 日初诊。

主诉：头晕 1 月余

[①] 本案由李景濠整理。

现病史：患者1月余前受情绪刺激后开始出现头晕，呈昏重感，持续时间一整天，休息不佳或情绪波动时加重，无视物模糊，无恶心呕吐，无头痛，无心悸，曾于当地医院行头颅CT未见异常，在外院门诊口服倍他司汀等未见明显好转。现症见：头晕呈昏重感，午后潮热，五心烦热，腰酸，口干口苦，双眼干涩，失眠，小便黄，大便干。

既往史：有子宫肌瘤、乳腺结节、胆囊息肉病史，规律定期复查B超。

体格检查：血压126/90 mmHg，心率70次/min，双侧指鼻试验正常，闭目难立征阴性，未见眼震。舌淡红，苔少，色黄，脉弦而有力。

中医诊断：眩晕。

证候诊断：阴虚火动证。

西医诊断：女性更年期综合征。

治法：滋阴清热。

处方：

醋龟甲20 g(先煎)	鳖甲20 g(先煎)	酸枣仁20 g	地骨皮15 g
甘草10 g	知母10 g	生地15 g	龙骨15 g(先煎)
牡蛎15 g(先煎)	银柴胡10 g	续断10 g	女贞子10 g

共7剂，日1剂，水煎服。

2021年11月26日二诊：患者诉药后头晕好转，心烦、双眼干涩、腰痛较前改善，但仍有口干，恼怒后仍有头晕和失眠，矢气多。舌淡红，苔少，色薄白，脉弦。

处方：

醋龟甲20 g(先煎)	鳖甲20 g(先煎)	酸枣仁10 g	地骨皮10 g
甘草10 g	知母10 g	生地10 g	龙骨15 g(先煎)
牡蛎15 g(先煎)	银柴胡10 g	续断10 g	葛根20 g
女贞子10 g			

共7剂，日1剂，水煎服。

并嘱患者保持心情舒畅，避免恼怒，继续服药治疗。

2021年12月17日三诊：患者诉服用二诊中药后，已有2周无头晕。但近期复因操劳家庭事务，休息时间不足，每晚仅能睡4～5 h，近2天来又再出现头晕，性质同前。伴有失眠、心烦。舌淡红，苔薄白，脉弦细。

处方：

| 醋龟甲20 g(先煎) | 鳖甲20 g(先煎) | 酸枣仁15 g | 地骨皮10 g |
| 甘草10 g | 知母10 g | 生地10 g | 龙骨15 g(先煎) |

牡蛎 15 g^(先煎)　　　女贞子 10 g　　　　合欢花 10 g　　　　首乌藤 20 g

共 7 剂，日 1 剂，水煎服。

2022 年 1 月 7 日四诊：现患者已基本无头晕，情绪较前平复，但睡眠仍欠佳，每晚睡 6 h 左右，入睡困难。口干，五心烦热，小便色黄，症状反复。

处方：

鳖甲 20 g^(先煎)　　地骨皮 10 g　　　甘草 10 g　　　　知母 10 g

生地 10 g　　　　龙骨 15 g^(先煎)　牡蛎 15 g^(先煎)　女贞子 10 g

首乌藤 20 g　　　麦冬 10 g　　　　龙眼肉 15 g　　　栀子 10 g

龙齿 20 g^(先煎)　合欢花 10 g　　　柏子仁 10 g

共 7 剂，日 1 剂，水煎服。

2022 年 1 月 14 日五诊：失眠、口干、心烦较前均有好转，小便色转清，大便正常，舌淡红，苔薄白，脉弦细。

处方：

鳖甲 20 g^(先煎)　　地骨皮 10 g　　　甘草 10 g　　　　知母 10 g

生地 10 g　　　　龙骨 15 g^(先煎)　牡蛎 15 g^(先煎)　女贞子 10 g

首乌藤 20 g　　　麦冬 10 g　　　　龙眼肉 15 g　　　龙齿 20 g^(先煎)

合欢花 10 g　　　柏子仁 10 g　　　巴戟天 10 g

共 7 剂，日 1 剂，水煎服。

按语：《素问》云"年五十而阴气自半"，又"女子七七，天癸绝"，故绝经后妇女，肝肾之阴常不足，于是每易阴虚火动。本例患者受情绪刺激后，出现头晕，同时伴有一派阴虚火旺之象：午后潮热、五心烦热、腰酸、口干口苦、双眼干涩、失眠、小便黄、大便干，辨证为阴虚火动，故用药也专于滋阴降火。初诊时患者热象明显，脉弦而有力，但此火是虚火，不能妄用大苦大寒之药，因此方用地骨皮、知母、银柴胡清虚热，用龙骨、牡蛎、龟板、鳖甲重镇潜阳，用生地、女贞子、酸枣仁滋阴，用续断补肾，诸药或阴柔或重滞，故加用甘草调护脾胃。二诊时患者诸症改善，但仍有口干，故加用葛根升提津液。三诊后开始，患者脉兼细象，提示虚火退后阴虚之象显露，故减少清热药量，去知母、银柴胡；患者心烦失眠，故加用合欢花、首乌藤安神助眠。至四诊时患者虽已无头晕，但口干、心烦、尿黄症状复现，故仍用知母、地骨皮、栀子清热，并加用麦冬清心，柏子仁、龙眼肉安神。五诊时患者诸症好转，遂减去苦寒的栀子，又因久用阴柔之品损伤阳气，故加用巴戟天补肾温阳，继服1 周以收功。

四、发热案①

李某某，女，45 岁。2015 年 8 月 10 日初诊。

现病史：患者今晨无明显诱因下出现发热，体温 38 ～ 39 ℃，伴口干，无咽痛，伴头痛、少许头晕，无鼻塞流涕，无咳嗽咳痰，无腹痛腹泻，无关节痛，无尿频尿急等不适。起病以来，患者精神疲倦，胃纳欠佳，睡眠可，二便正常，近期体重无明显改变。平素畏寒。

体格检查：双肺呼吸音粗，未闻及干湿性啰音，舌淡红，苔薄白，脉沉细。

既往史：2000 年确诊系统性红斑狼疮，口服激素治疗，近 1 年未服药。有糖尿病病史。

辅助检查：

血常规：白细胞计数 2.59×10^9/L，淋巴细胞绝对值 0.54×10^9/L。胸片：左下肺小结节影，拟诊纤维增值性病灶，建议必要时进行 CT 检查。

中医诊断：发热。

证候诊断：少阳证。

西医诊断：发热查因，考虑病毒感染和系统性红斑狼疮。

治法：和解少阳。

方药：小柴胡汤加减。

柴胡 15 g	黄芩 10 g	法半夏 10 g	炙甘草 5 g
党参 10 g	生姜 10 g	大枣 10 g	

共 2 剂，日 1 剂。

2015 年 8 月 13 日二诊：服后发热稍退，以低热为主，37.5 ～ 38 ℃，仍畏寒疲倦。舌淡红，苔薄白，脉沉细。

中医诊断：发热。

证候诊断：少阴证。

方药：

黄芪 20 g	麻黄 10 g	熟附子 10 g（先煎）	细辛 5 g

1 剂，水煎服。

2015 年 8 月 16 日三诊：第三天体温正常，精神好转，无恶寒。

---

① 本案由程敏整理。

按语：少阳病发热属于半表半里阳证，治疗以和解为大法。少阳者，一阳也，居于阴阳表里之间，转枢内外。少阳病提纲："口苦，咽干，目眩也。""伤寒五六日，往来寒热，胸胁苦满……小柴胡汤主之。"少阳发热，因少阳经气较弱，正邪胜负变化不定，正气强而出于阳，正盛则发热；正气弱而入于阴，邪盛则恶寒；邪正相争，互有胜负，寒热交替，休作有时。故少阳发热以扶正祛邪，以和解为法，代表方是小柴胡汤。方中党参、炙甘草、大枣、生姜扶正气，柴胡解表透邪，黄芩清热。三阴经感邪因人体正气本不足，正邪交争不如三阳经受邪剧烈，故即使发热，常见热势不高，伴有体虚疲倦等症状。

本医案中，患者初诊时以发热、口干、头晕、纳差为主症，初看符合小柴胡主症：口苦、咽干、目眩、默默不欲饮食等，予小柴胡汤后患者症状可缓解。但患者素体以阳虚为主，正气不足则邪气未完全被驱除，则出现低热、疲倦、脉沉，予麻黄细辛附子汤1剂后热退，可见辨证准确是疗效的前提。麻黄附子细辛汤主治阳虚外感风感，临床应用以体倦畏寒、发热轻、舌淡、脉沉无力为辨证要点。患者有红斑狼疮、糖尿病病史多年，久病耗伤正气，患者面色白、精神疲倦、畏寒肢冷、脉沉。由此可辨证为阳虚外感风寒，用麻黄附子细辛汤助阳益气，再加黄芪增加扶正祛邪之功。

五、荨麻疹案

荨麻疹案1[①]

邓某某，女，48岁。2023年3月22日初诊。

主诉：全身风团瘙痒3天。

现病史：3天前换用新的防晒霜后开始出现红斑、风团，色淡，伴有瘙痒，以夜间为甚，伴有口干，皮肤干燥，面色暗淡，健忘，心悸，无呼吸困难，无腹痛，无关节痛等不适。胃纳一般，二便调。

体格检查：全身见红斑、风团，部分融合成片，皮肤划痕试验（＋）。舌体淡红，舌尖边红，苔白，脉浮。

中医诊断：瘾疹。

证候诊断：血虚风燥证。

西医诊断：荨麻疹。

---

① 本案由李景濠整理。

治法：滋阴养血，疏风解表。

处方：愈风四物汤加减。

当归尾 10 g	生地黄 10 g	赤芍 10 g	黄连 5 g
茯苓 10 g	猪苓 10 g	防风 10 g	荆芥穗 10 g
紫草 10 g	首乌藤 20 g	蒺藜 10 g	紫苏叶 10 g
合欢皮 15 g	麻黄 5 g	桂枝 5 g	黑枣 10 g
炙甘草 5 g			

共 7 剂，水煎服，每日 1 剂。

2023 年 3 月 29 日二诊：药后风团、瘙痒较前减少，但诉口干仍较明显，汗多，失眠。舌体淡红，舌尖边红，苔白，脉浮。

处方：

当归尾 10 g	生地黄 10 g	茯苓 10 g	防风 10 g
荆芥穗 10 g	紫草 10 g	首乌藤 20 g	合欢皮 15 g
麻黄 5 g	桂枝 5 g	黑枣 10 g	炙甘草 5 g
白花蛇 10 g	白芍 5 g	桑白皮 10 g	生石膏 30 g$^{(先煎)}$

共 7 剂，水煎服，每日 1 剂。

2023 年 4 月 12 日三诊：荨麻疹较前好转，诉睡眠、口干较前改善，但自觉心烦，胃纳一般，腰膝酸软乏力。舌尖边红，苔白，脉浮。

处方：

当归尾 10 g	生地黄 10 g	茯苓 10 g	防风 10 g
紫草 10 g	首乌藤 20 g	合欢皮 15 g	麻黄 5 g
桂枝 5 g	黑枣 10 g	炙甘草 5 g	生石膏 30 g$^{(先煎)}$
白花蛇 10 g	白芍 5 g	黄连 5 g	续断 10 g
稻芽 15 g			

共 7 剂，水煎服，每日 1 剂。

2023 年 5 月 12 日四诊：皮疹、风团已基本消退，现失眠、心烦、多汗大致同前，胃纳稍好转。舌尖边红，苔白，脉浮。

处方：

生地黄 10 g	茯苓 10 g	防风 10 g	紫草 10 g
首乌藤 20 g	合欢皮 15 g	黑枣 10 g	炙甘草 5 g
生石膏 30 g$^{(先煎)}$	白芍 10 g	黄连 5 g	续断 10 g
稻芽 15 g	龙骨 15 g$^{(先煎)}$	牡蛎 15 g$^{(先煎)}$	

共 7 剂，水煎服，每日 1 剂。

　　按语：瘾疹患者多是素体营血虚少，不慎外感风邪之人。营血虚弱，不能濡养皮毛，加以脉络空虚，风邪易于外犯，客于肌表，营卫因而失调，营阴失养、卫气闭郁则发为瘾疹瘙痒。初诊时患者诉外出时换用防晒霜后出现瘾疹，察其脉为浮，辨其病位在表，治宜疏风解表，药选防风、荆芥、麻黄、桂枝、紫苏叶、蒺藜；诸风药温热，而患者舌边红，恐药后有化热之虞，故加用黄连清热；诸风药辛温，而患者素体血虚，恐因而引动内风，故加用甘味之甘草、大枣以调和；患者症见口干、皮肤干燥、健忘、心悸，均一派血虚症状，面色暗淡则为血瘀表现，因而使用当归尾、生地、赤芍、首乌藤、合欢皮、紫草养血活血；患者舌苔白，考虑兼有湿邪，予茯苓、猪苓淡渗利湿。方药与病症相应，故二诊时患者症状好转，但仍未痊愈，故加白花蛇增强搜风之力。患者诉多汗、口干、失眠等症状明显，提示阴津不足，故减少辛散走表药紫苏叶、蒺藜、利尿伤津之猪苓，苦燥伤津之黄连，加用白芍收敛阴气，石膏、桑白皮甘寒清热。三诊时患者瘾疹进一步好转，因而去荆芥；此时患者诉心烦、胃纳下降、腰膝酸软，因而分别使用黄连、稻芽、续断治疗。至四诊患者瘾疹已基本消退，遂去麻黄、桂枝、白花蛇、当归尾，加龙骨牡蛎重镇安神，大抵此类患有皮肤病又兼失眠的中年妇女，常常心神不宁，故用龙牡以安定之。

荨麻疹案 2[①]

　　陈某，女，51 岁。2019 年 7 月 8 日初诊。

　　症见：反复全身皮肤起泛红色斑疹 3 年，四肢可见散发的暗红色斑疹，局部有色素沉着，有明显搔抓痕，双上臂有明显瘙痒，舌质暗红，舌苔黄腻，脉细。

　　中医诊断：瘾疹。

　　证型：血燥夹瘀，湿阻热郁。

　　处方：加味消风散加减。

荆芥 6 g	防风 10 g	蝉蜕 5 g	当归 10 g
制何首乌 15 g	川芎 10 g	黄芩 15 g	白鲜皮 15 g
生地 15 g	金银花 15 g	土茯苓 20 g	徐长卿 15 g

5 剂，日 1 剂，水煎内服。

　　2019 年 7 月 13 日二诊：瘙痒感稍减轻，四肢可见散发的暗红色斑疹及色素沉着，舌质暗红，舌苔腻，脉细滑。

---

① 本案由甘斌整理。

处方：

荆芥 6 g	防风 10 g	蝉蜕 5 g	当归 10 g
制何首乌 15 g	川芎 10 g	黄芩 15 g	白鲜皮 15 g
生地 15 g	金银花 15 g	土茯苓 20 g	徐长卿 15 g
赤芍 15 g	牡丹皮 15 g		

共 14 剂，日 1 剂，水煎内服。

2019 年 7 月 30 日三诊：斑疹红痒均减退，暗红色色素斑也有所减轻。

处方：

荆芥 6 g	防风 10 g	蝉蜕 5 g	当归 10 g
制何首乌 15 g	川芎 10 g	黄芩 15 g	白鲜皮 15 g
生地 15 g	金银花 15 g	土茯苓 20 g	牡丹皮 15 g
赤芍 15 g			

共 14 剂，日 1 剂，水煎内服。并嘱咐患者平时可予玉屏风散间服。一年后随访未见复发。

按语：荨麻疹属于变态反应性疾病，是一种比较常见的皮肤病。本病多由于风湿或风热犯表，肺卫不足，腠理不固，致使邪气侵伏于内，湿毒之邪浸淫血脉，郁于皮肤腠理之间，且日久伤津耗液，致血燥生瘀，而成慢性荨麻疹。患者来时乃属于燥热为患，湿毒相互夹之，遂取加味消风散用之。方中防风清热凉血，解毒除湿，此方是治疗风疹、湿疹的常用方，临床使用频率很高且疗效不错。初诊时还是风湿热为主，故用清热祛湿凉血之消风散加白鲜皮清热燥湿止痒，金银花、黄芩清热解毒，徐长卿祛风止痒，"血行风自灭"，故川芎并用之。二诊时患者病情无进退，观其脉症，守方如旧，遂加用凉血之品。三诊时患者症状较前已有好转，效不更方。此病多属湿毒伏邪，须循循化之，故法治宜久，才能起效。《内经》言：正气存内，邪不可干，后并加用玉屏风散强固肺卫，提高正气，预防复发。

六、淋证案[①]

蔡某，男，55 岁。2019 年 7 月 18 日初诊。

主诉：尿中带血 5 天。

现病史：无明显诱因下出现肉眼血尿，下午至夜晚多见，色淡红，今晨尿

---

① 本案由甘斌整理。

带血，褐色，时有腰痛，无排尿中断，无尿频尿急尿痛，无腹痛，无恶寒发热，舌淡红，苔薄白，脉弦。既往肾结石 20 年余；心脏支架植入术后 4 月，在服阿司匹林、美托洛尔、瑞舒伐他汀钙片。

辅助检查：

2019 年 7 月 18 日我院双肾输尿管膀胱彩超：双肾多发结石；左肾积液。左肾囊肿。左为 2.4 cm×1.5 cm（中下盏），右 0.4 cm×0.3 cm（中盏）。

中医诊断：淋证。

证候诊断：血淋。

西医诊断：肾结石。

治法：清热利湿，排石通淋。

处方：石韦散加减。

瞿麦 15 g	萹蓄 15 g	栀子 10 g	车前子 20 g
滑石 30 g	石韦 15 g	甘草 6 g	海金沙 20 g
金钱草 20 g	茜草 30 g	黄芪 30 g	菟丝子 15 g

共 4 剂，水煎服，日 1 剂。

2019 年 7 月 23 日二诊：已无肉眼血尿，时有腰痛，无排尿中断，无尿频尿急尿痛，无腹痛，无恶寒发热，舌淡红，苔薄白，脉弦。

处方：

瞿麦 15 g	萹蓄 15 g	栀子 10 g	车前子 20 g
滑石 30 g	石韦 15 g	甘草 6 g	海金沙 20 g
金钱草 20 g	黄芪 30 g	菟丝子 15 g	泽泻 15 g
山药 15 g	山茱萸 15 g		

共 7 剂，水煎服，日 1 剂。

2019 年 8 月 1 日三诊：已无肉眼血尿，但仍有腰部酸痛，无排尿中断，无尿频尿急尿痛，无腹痛，无恶寒发热，舌淡红，苔薄白，脉弦。

处方：

瞿麦 15 g	萹蓄 15 g	栀子 10 g	车前子 20 g
滑石 30 g	石韦 15 g	甘草 6 g	海金沙 20 g
黄芪 30 g	菟丝子 15 g	泽泻 15 g	巴戟天 15 g
山药 15 g	山茱萸 15 g	淫羊藿 15 g	

共 7 剂，水煎服，日 1 剂。

2019 年 8 月 10 日四诊：近日基本无腰部酸痛，偶有小便少许刺痛，小便色黄，大便调。舌淡红，苔薄白，脉弦。

瞿麦 15 g	萹蓄 15 g	栀子 10 g	车前子 20 g
滑石 30 g	石韦 15 g	甘草 6 g	海金沙 20 g
黄芪 30 g	菟丝子 15 g	泽泻 15 g	巴戟天 15 g
山药 15 g	山茱萸 15 g	淫羊藿 15 g	茯苓 20 g

共 7 剂，水煎服，日 1 剂。

按语：淋证是指以小便频数、淋沥涩痛、小腹拘急引痛为主症的疾病。临床上根据病因和症状特点可分为热淋、血淋、石淋、气淋、膏淋、劳淋六证。基本病机为湿热蕴结下焦，肾与膀胱气化不利。病因主要为湿热。病位在肾与膀胱。该患者辨证为血淋，因其以肉眼血尿为主要表现，虽有肾结石但无尿痛等症状，故不辨为石淋。八证散为治疗血淋的代表方，方中以滑石、木通为君药。滑石善能滑利窍道，清热渗湿，利水通淋。木通上清心火，下利湿热，使湿热之邪从小便而去。萹蓄、瞿麦、车前子为臣，三者均为清热利水通淋之常用品。石韦、海金沙、金钱草此三味药为排石要药，再佐以菟丝子补肾，黄芪益气扶正，此处方标本兼顾。二诊之后患者尿血症状得到明显改善，但仍有腰痛，腰为肾之府，长期腰痛当重视补肾，杨大坚教授从肾虚着手加入了山药、山茱萸、巴戟天、淫羊藿等滋补肾阴肾阳之药，疗效显著。

七、项痹案①

刘某，女，51 岁。2018 年 12 月 3 日初诊。

主诉：颈项部僵硬酸痛 1 周。

现病史：颈项部僵硬感、腰部及上肢酸痛明显，从事体力劳动后加重，时有头晕，善太息，眠纳可，二便调。舌淡暗，苔薄白，脉沉细。

体格检查：C3、4、5 棘突旁压痛（＋），余无特殊。

中医诊断：痹证（项痹）。

证候诊断：风邪入络证。

西医诊断：颈型颈椎病。

治法：疏风解表，通络止痛。

处方：葛根汤加减。

葛根 40 g	麻黄 10 g	桂枝 15 g	白芍 15 g
炙甘草 6 g	大枣 15 g	细辛 3 g	羌活 15 g

---

① 本案由甘斌整理。

川芎 15 g   三七片 10 g^{（先煎）}

共 6 剂，水煎服，日 1 剂。

2018 年 12 月 9 日二诊：颈项部僵硬酸痛、腰部及上肢酸痛基本消失，无头晕，觉右上肢持重物时乏力，视矇，眠纳可，二便调，舌淡胖，边有齿痕，苔薄白，脉弦细。

处方：

党参 20 g	黄芪 30 g	白术 15 g	川芎 15 g
茯苓 20 g	白芍 15 g	熟地黄 15 g	炙甘草 6 g
当归 10 g	桂枝 15 g	葛根 30 g	枸杞子 20 g

共 7 剂，水煎服，日 1 剂。

2018 年 12 月 20 日三诊：无颈项部酸痛僵硬、腰部及上肢酸痛，无头晕，右上肢乏力明显改善，时有视矇，眠纳可，二便调。舌淡红，边有齿痕，苔薄白，脉弦细。

处方：

党参 20 g	黄芪 40 g	桂枝 15 g	枸杞子 20 g
白术 15 g	川芎 15 g	茯苓 20 g	三七片 10 g^{（先煎）}
白芍 15 g	熟地黄 15 g	炙甘草 6 g	当归 10 g

共 7 剂，水煎服，日 1 剂。

按语：急则治其标，缓则治其本。该患者初诊时颈项部僵硬疼痛明显，杨大坚教授考虑为风邪入络。《伤寒论》第 31 条："太阳病，项背强几几，无汗恶风，葛根汤主之。"外感风邪侵袭颈项，太阳经络受邪，气血郁滞不得舒，而出现项背强几几，方证对应。杨大坚教授临床遇此颈项僵硬疼痛患者多以葛根汤加减，加入细辛、川芎、羌活等辛香走串之品以祛风活血、通络止痛。复诊时患者颈项僵硬症状基本消失，此时表证已解，当治其本。缘患者平素气血不足，故以八珍汤为主方加减，在补益气血为主的基础上加桂枝、葛根以温通经络、除痹痛。

八、腰痛案^①

罗某某，男，41 岁。2019 年 3 月 18 日初诊。

主诉：腰部酸痛 2 年。

---

① 本案由甘斌整理。

现病史：腰膝酸软，夜尿频繁，4～5次/晚，疲倦乏力，平素怕冷，眠差易醒，纳可，大便偏烂，2次/日，舌淡红，苔薄黄，脉沉细。

既往史：有前列腺炎病史。

体格检查：腰部无压痛，腰椎棘突无压痛及叩击痛，直腿抬高试验阴性。

中医诊断：腰痛。

证候诊断：肾气不足。

西医诊断：慢性腰肌劳损。

治法：益气温阳，补脾固肾。

处方：肾气丸加味。

生地黄 20 g	山药 15 g	山茱萸 10 g	茯苓 20 g
泽泻 20 g	牡丹皮 15 g	桂枝 15 g	熟附子 10 g
薏苡仁 20 g	白术 15 g	金樱子 15 g	菟丝子 15 g

共 7 剂，水煎服，日 1 剂。

2019 年 3 月 25 日二诊：腰膝酸软减轻，夜尿次数较前减少，约 2 次/晚，疲倦乏力以及怕冷稍改善，睡眠改善，纳可，大便稍成形，2 次/日，舌淡红，苔薄黄，脉沉细。

处方：

熟附子 10 g	桂枝 15 g	生地黄 20 g	山药 15 g
山茱萸 10 g	牡丹皮 15 g	泽泻 20 g	茯苓 20 g
薏苡仁 20 g	白术 15 g	金樱子 15 g	菟丝子 15 g
杜仲 15 g	牛膝 15 g		

共 7 剂，水煎服，日 1 剂。

按语：杨大坚教授认为，腰痛是指一侧或双侧腰部疼痛，甚则痛连脊骨。《备急千金要方》卷五十九《腰痛第七》曰："凡腰痛有五：一曰少阴，少阴肾也。十月万物阳气皆衰，是以腰痛。"《素问·脉要精微论》指出："腰者，肾之府，转摇不能，肾将惫矣。"说明了肾虚腰痛的特点。患者年事不高，但是平素劳累过度，饮食不节，导致脾阳不足，运化失司，故便溏；肾气不足，则见腰痛。结合舌脉，患者以脾肾两虚为主。治宜益气温阳，健脾补肾，予肾气丸为主，予生地黄滋阴补肾生精，山茱萸、山药补肝养脾益精，泽泻、茯苓利水渗湿，丹皮活血散瘀，熟附子、桂枝以通阳益气，薏苡仁、白术以健脾祛湿，菟丝子、金樱子收敛固涩肾精。二诊时患者症状较前明显缓解，故在原方再加杜仲补肾强筋骨，牛膝以药下行。

腰痛有急性、慢性之分，急性腰痛病程较短，常由外感或跌扑损伤引起，多属实证，为邪徐阻经脉，"不通则痛"；而慢性腰痛病程较长，缠绵难愈，多属虚证，为肾精亏虚，腰府失养，"不荣则痛"。治疗时，急性腰痛以"通"为法，慢性腰痛则以"补"为主。

九、水肿案①

陈某，男，57 岁。2017 年 7 月 30 日初诊。

主诉：反复双下肢水肿 1 月余，伴胸胁胀满 3 天。

现病史：患者 1 月余前开始出现双下肢对称性、凹陷性水肿，无肢体红肿疼痛，无肢体感觉异常，无活动受限，休息后可消退，但易反复发作；3 天前开始出现胸胁胀满，伴口苦，晨起及午后明显，食欲较差，睡眠尚可，大便日 1 次，质偏干，小便多泡沫，无尿频尿急尿痛。

既往史：高血压病史 5 年余，平素口服左氨氯地平片（1# qd）降压，未规律监测血压，血压控制情况不详；2 型糖尿病病史 10 余年，目前规律口服二甲双胍片（0.5 g tid）治疗，平素未规律监测血糖，血糖情况不详。

体格检查：双下肢对称性、凹陷性轻度水肿，舌红，苔薄黄，脉弦滑。

中医诊断：水肿病。

证候诊断：少阳枢机不利证。

西医诊断：下肢水肿。

治法：和解少阳，调达枢机，利水消肿。

处方：小柴胡汤加减。

柴胡 10 g	黄芩 10 g	姜半夏 10 g	竹茹 10 g
佛手 10 g	党参 10 g	白术 10 g	茯苓 15 g
桑白皮 10 g	炒麦芽 15 g	炙甘草 6 g	

共 5 剂，水煎服，日 1 剂，分两次服用，饭后温服。嘱服药期间忌生冷、寒凉、辛辣、油腻之品，规律饮食，避免劳累。

2017 年 8 月 6 日二诊：患者水肿消退，口苦、胸胁胀满症状明显缓解，纳食渐增，仍诉大便质稍干，舌质红，苔薄，脉弦。复查 ACR：610 mg/g；BUN：5.1 mmol/L；Scr：61 μmol/L。根据患者复诊情况，守原方基础上加大白术用量为 20 g，另加白芍 10 g、火麻仁 15 g，加强健脾濡润肠道之效，通大便以利水。共 5 剂，水煎服，日 1 剂，分两次服用，饭后温服。忌口、生活调

---

① 本案由余莹整理。

摄嘱咐同上。

按语：杨大坚教授认为，水肿病可从六经辨证，该病案类似少阳证。少阳病为少阳枢机不利，胆火内郁所致疾病，其不在太阳之表，又不在阳明之里，位于半表半里，其内属三焦与胆，三焦主通调水道，胆主决断。患者本有消渴病十余年，胃热阴虚，日久影响少阳，致其枢机不利。足少阳之脉络肝属胆，循胁里，该患者病程日久，邪犯少阳，致使经气不利，则见胸胁胀满，胆火内郁，枢机不利，三焦水道不畅则见口干口苦、水肿等症状。治以小柴胡汤加减。方中黄芩、柴胡疏泄少阳邪热；佛手疏肝理气以调畅枢机；半夏调和胃气，姜竹茹清热和胃，共达降逆止呕；党参、炙甘草、炒麦芽益气消导和中；白术、茯苓、桑白皮健脾利水消肿。诸药合用，共奏和解少阳，调达枢机，通利三焦之效，使患者诸证缓解。复诊时患者大便仍干，考虑少阳刚解，阳明未愈，白术健脾益气，白芍敛阴润肠，火麻仁润肠通便，三者加强通大便之效，在和解少阳的基础上，兼顾阳明，继续服药 5 剂，以巩固疗效。

十、小儿遗尿案①

吴某某，男，9 岁。2023 年 7 月 7 日初诊。

主诉：遗尿 2 月。

现病史：患儿 2 月前外出游玩，休息不佳后出现遗尿，每周约 5 次，尿色澄清，精神不振，疲倦乏力，口干，汗多，胃纳下降，平素怕冷肢凉，大便偏溏，量少。

查体：腹软，全腹无压痛反跳痛，肾区无叩击痛。舌淡，苔薄白，脉弱。

中医诊断：遗尿。

证候诊断：脾肾两虚证。

西医诊断：遗尿。

治法：补益脾肾。

处方：

苍术 10 g	白术 10 g	干姜 5 g	炙甘草 10 g
金樱子 15 g	益智仁 10 g	鸡内金 10 g	黄芪 10 g
防风 5 g			

共 10 剂，日 1 剂，水煎服。

---

① 本案由李景濠整理。

2023 年 7 月 21 日二诊：家长诉患儿服用初诊药物后，遗尿较前稍减少，每周 3 次左右，但仍汗多，白天出汗为主，无盗汗，疲倦乏力。舌淡，苔薄白，脉弱。

处方：

苍术 10 g	白术 10 g	干姜 5 g	炙甘草 10 g
金樱子 15 g	益智仁 10 g	鸡内金 10 g	黄芪 10 g
防风 5 g	桂枝 5 g	麦芽 10 g	

共 7 剂，日 1 剂，水煎服。

2023 年 8 月 4 日三诊：药后出汗较前减轻，但遗尿症状基本同前，仍有每周 3 次。舌淡，苔薄白，脉弱。

处方：

苍术 10 g	白术 10 g	干姜 5 g	炙甘草 10 g
金樱子 15 g	益智仁 10 g	鸡内金 10 g	黄芪 10 g
防风 5 g	桂枝 5 g	覆盆子 10 g	

共 7 剂，日 1 剂，水煎服。

2023 年 8 月 10 日四诊：现遗尿较前减少，每周 2 次，大便成型，汗出减少，神疲乏力较前好转，已无口干，但诉近日睡眠欠安稳。舌淡，苔薄白，脉弱。

处方：

白术 10 g	干姜 5 g	炙甘草 10 g	金樱子 15 g
益智仁 10 g	鸡内金 10 g	黄芪 10 g	桂枝 5 g
覆盆子 10 g	酸枣仁 5 g	茯苓 5 g	

共 7 剂，日 1 剂，水煎服。

2023 年 8 月 18 日五诊：1 周以来未再遗尿，精神良好，胃纳改善，运动后出汗较多。舌淡，苔薄白，脉弱。予健脾补肾调理善后。

处方：

白术 10 g	炙甘草 10 g	金樱子 15 g	益智仁 10 g
鸡内金 10 g	黄芪 10 g	桂枝 5 g	五味子 5 g
覆盆子 10 g			

共 7 剂，日 1 剂，水煎服。

按语：《灵枢》有云："三焦者……入络膀胱，约下焦……虚则遗溺，遗溺则补之。"故遗尿者，多属下焦虚寒。而小儿为稚阴稚阳，用药宜轻灵，不宜过用大辛大热之品，故杨大坚教授用益智仁、金樱子补肾收敛。小儿脏腑特点为"脾常不足,肾常虚",患儿除遗尿、尿色澄清外,还症见汗多、胃纳下降、大便偏溏等脾胃气虚的症状。而后天能资助先天,故初诊用方以补脾胃为主,辅以补肾。脾肾虚弱,不能制约水液,故遗尿。同时水液妄行,也症见汗多、便溏等,因此在方中还兼顾到燥湿运脾。初诊方中黄芪、白术、甘草健脾益气,益智仁、金樱子补肾收敛,干姜散寒,苍术燥湿,鸡内金运脾,再加少许防风驱散表寒以助肺气开阖。二诊时患儿症状改善,但仍有多汗、疲倦,故加用桂枝调和营卫,麦芽运脾。三诊时患儿仍有遗尿,故加用覆盆子加强补肾收敛之功。经治疗后,四诊时患儿诸症好转,水液妄行之多汗、便溏、遗尿好转,故去苍术之燥热,改用茯苓之淡渗。至五诊时患儿已未再遗尿,予去干姜之辛热,茯苓之淡渗,徐徐调理收功。

第三章

日 常 调 护 与 养 生

第一节　高尿酸血症的日常调摄[①]

高尿酸血症是由人体内嘌呤代谢发生紊乱导致血液中尿酸浓度过高的一种代谢性疾病。在正常饮食状态下，不同时间检测 2 次空腹血尿酸水平，男性 ＞420μmol/L（7m g/dL），女性 ＞360μmol/L（6m g/dL），则为高尿酸血症。近年来，随着经济发展以及人们生活方式的改变，高尿酸血症发生率呈不断上升趋势。据统计，我国高尿酸血症患者约 1.8 亿，患病率也呈现年轻化趋势。其中大部分患者为无症状高尿酸血症，其危害容易被人忽略。高尿酸血症最常见的危害就是痛风，痛风是由于尿酸盐结晶沉积于关节、软组织和肾脏，引起关节炎、皮肤病变及肾脏损害等，且可增加心血管疾病的发生和死亡风险。

《素问》有云："膏粱之变，足生大疔。""痛风"是古时候的名字，我们通过这个名字来看，一个是"痛"，一个是"风"，就是说它比较疼痛难忍。凡是这样的疾病都称为痹症，属于风症。风、寒、湿三者杂而为痹症。

一、影响因素

（1）肥胖。随着当代人 BMI（身体质量指数）的提高，痛风的发生率明显升高，而且内脏脂肪与痛风的发生亦密切相关。肥胖会引起游离脂肪酸增加，通过影响黄嘌呤氧化酶等的活性增加尿酸的合成。

（2）饮酒。啤酒中含有大量嘌呤成分，因此诱发痛风的风险最大。饮酒促进血尿酸水平升高。

（3）高血压。高血压导致微血管病变后造成组织缺氧，之后血乳酸水平升高，抑制了尿酸盐在肾小管分泌，最终引起尿酸潴留。不少高血压患者长期应用利尿剂，袢利尿剂和噻嗪类利尿剂等均可促使血尿酸水平升高。

（4）高血糖。糖尿病患者嘌呤分解代谢增强，尿酸生成增加，血尿酸水平升高。

（5）食用富含嘌呤的食物（如肉类、海鲜）可增加痛风发生风险。

（6）睡眠呼吸暂停（或打鼾）。打鼾可以引起机体慢性缺氧，体内无氧代

---

① 本节内容由陈智星整理。

谢增加，嘌呤代谢受抑制，长期夜间打鼾，会明显增加痛风发生的风险。

（7）药物。如抗结核药物及化疗药物，通过引起细胞破坏、嘌呤产生增加，也会导致痛风的发生。

二、饮食注意

均衡饮食，吃饭七分饱，不过量进食。减少动物内脏、海产品和肉类等食物的摄入。建议多食用新鲜蔬菜，适量食用豆类及豆制品。

在心肾功能正常、身体可以承受的前提下多饮水，并维持每日尿量 2000～3000 mL。可适当饮用牛奶及乳制品（尤其是脱脂奶和低热量酸奶），尽量减少饮用可乐、橙汁、苹果汁等含糖饮料。

水果因富含钾元素及维生素 C，可降低痛风发作风险。若饮水量大，则小便多，会导致钾流失，吃水果可以很好地补充钾。建议食用含果糖较少的水果，如樱桃、草莓、菠萝、西瓜、桃子等。

酒精和吸烟可增加痛风发作风险。应限酒戒烟，并避免被动吸烟。

肥胖会增加高尿酸血症患者发生痛风的风险。所以肥胖的人，建议减重。规律运动可降低痛风发作次数，建议适量运动，并须避免剧烈运动、着凉等诱发痛风发作。

三、食疗处方

（一）玉米须百合煲瘦肉

1. 食材
（1）玉米须 30 g。利尿消肿、平肝利胆，通过利尿而增加尿酸排泄，与现代营养学提倡的每日多喝水、保证尿量在 2000 mL 以上一说有异曲同工之处。

（2）鲜百合 4 个。鲜百合含有秋水仙碱（一种治疗痛风急性发作时使用的药物），痛风及高尿酸血症者平素可多吃百合来辅助治疗。百合有清热利尿、健脾除痹的功效，是湿热证常用药材之一。

2. 做法
（1）药材冲洗后，玉米须装入煲汤袋。

（2）将鲜百合的百合鳞茎逐片剥开，弃用坏者，洗净。

（3）取 150 g 瘦肉（约 3 ～ 4 人份）洗净、切小块、飞水。

（4）药材纳入汤煲，加水 1500 mL，武火煮 15 min，改文火煮 30 min，再加入飞水后的瘦肉滚煮 15 ～ 20 min，加食盐调味即可。高血压患者在合理饮食同时，可选用适当食疗方，用以平衡阴阳，调和气血。

（二）薏苡仁粥

1. 原料
薏苡仁 100 g、糯米 100 g、冰糖适量。
2. 制法
将薏苡仁与糯米分别洗净，放入锅中，加 1500 mL 水，大火煮沸，再用小火煮 20 min，以米烂为度，可加入适量的冰糖调味。
3. 功效
健脾化湿，适宜于血脂、尿酸高者。

（三）茶饮

可以饮用中药代茶降尿酸，如蒲公英每天 5 ～ 10 g 代茶饮，或淡竹叶、车前草 3 ～ 10 g 代茶饮。

中医认为蒲公英苦甘寒，有清热解毒、消肿利尿的作用。现代医学确有研究表明，蒲公英能够抑制肝脏黄嘌呤氧化酶活性，减少尿酸生成。

淡竹叶具有散热、清心、除烦、利尿的功效；车前草具有清热、利尿、祛痰、凉血、解毒的功效。这两物与蒲公英降尿酸的原理类似，三种择其一泡水即可。

四、按摩保健

从中医的治疗方面来说，除了中药汤剂，中医外治法比如针灸、放血、按摩等，这些对痛风也都有较好的防治作用。下面介绍几个痛风防治常用的保健按摩穴位。

（一）痛风防治常用的保健按摩穴位

1. 大敦穴
定位：大敦穴位于足大趾末节外侧，距趾甲角 0.1 寸（指寸）。
功效：大敦穴属足厥阴肝经，为肝经之井穴，具有调理肝肾、理血的作用。

主治：肝肾、少腹等疾患，并能治疗穴位所在部位的肿痛。大敦穴可作为"阿是穴"治疗痛风性关节炎引起的足趾疼痛，其中，尤以足大趾疼痛适宜。长期坚持，可缓解痛风的足大趾肿痛不适等。

操作：用拇指指尖掐按大敦穴 2 ～ 3 min，力度由轻至重再至轻，手法连贯。

2. 腕骨穴

定位：腕骨穴位于手掌尺侧，当第五掌骨基底与钩骨之间的凹陷处，赤白肉际处。

功效：腕骨穴属于手太阳小肠经原穴，具有疏太阳经邪、清小肠湿热的作用。

主治：头项强痛、耳鸣、目翳、黄疸、指挛、腕痛。同时可促进机体水液代谢，帮助带走体内多余的尿酸盐，预防痛风的并发症——泌尿系统结石形成，减少痛风的发作。

操作：用拇指指尖点按腕骨穴 2 ～ 3 min，力度适中，手法连贯，至局部有胀痛感即可。

3. 风市穴

定位：风市穴位于大腿外侧的中线上，当腘横纹水平线上 7 寸。

功效：风市穴是足少阳胆经的常用腧穴之一，是治疗风邪的要穴，具有祛风化湿、通经活络的作用。

主治：半身不遂、下肢痿痹、腰腿疼痛、坐骨神经痛等病症。"风为百病之长"，六淫的其他邪气多依附于风而起病，痛风病机之一就有风邪，因此，刺激风市穴，能够有效缓解痛风诸症。长期坚持，可缓解各型痛风性关节炎的关节疼痛。

操作：用中指指尖按揉风市穴 2 ～ 3 min，力度由轻至重再至轻，按摩至局部有酸胀感为宜。手法连贯，长期坚持，可改善下肢痿痹、腰腿疼痛等症状。或者用艾条温和悬灸风市穴 5 ～ 10 min，皮肤微微发红发热即可。

4. 复溜穴

定位：复溜穴位于小腿内侧，太溪穴直上 2 寸，跟腱的前方。

功效：复溜穴属足少阴肾经，为肾经之经穴，具有补肾益阴、温阳利水的作用。

主治：水肿、腹胀、腹泻、肾炎等病症。每天坚持，能够治疗腿肿、脚痛。复溜穴善治水液代谢失常疾病，既可用于痛风属湿邪为病者，又能帮助减少尿酸盐在人体内的堆积，减少痛风的发作次数。

操作：用拇指指腹按揉 100 ～ 200 次，力度由轻至重再至轻，手法连贯。

5. 阳陵泉穴

定位：阳陵泉穴位于小腿外侧，腓骨小头前下方的凹陷中。

功效：阳陵泉穴为足少阳胆经穴位，八会穴之筋会，是筋气聚会之处。具有清热化湿、行血祛瘀的作用。

主治：下肢痿痹、膝关节炎等病证。长期坚持，可改善下肢痿痹、痛风引起的膝关节疼痛等。

操作：用手指指腹按揉 3 ～ 5 min，力度适中，手法连贯，按摩至局部有酸胀感为宜。

6. 曲池穴

定位：曲池穴位于肘横纹外侧端，屈肘，当尺泽与肱骨外上髁连线中点。

功效：曲池穴为大肠经之合穴，具有清邪热、调气血、祛风湿、利关节的作用。

主治：主治咽喉肿痛、热病、上肢不遂、手臂肿痛等病症，能够缓解痛风性关节炎的手、肩、臂疼痛。长期坚持，可防治肩、臂、肘疼痛。

操作：用拇指指腹揉按曲池穴，力度适中，手法连贯，至穴位处有胀感为宜。

7. 手三里穴

定位：手三里穴位于前臂背面桡侧，当阳溪与曲池的连线上，肘横纹下 2 寸。

功效：手三里穴为手阳明大肠经上的重要穴位之一，是个养生强健穴，可以增强免疫力，具有调养气血、通经活络的作用。

主治：目痛、上肢痹痛、肘臂疼痛等病症，每天坚持，可用于痛风上肢关节疼痛不适者。

操作：用拇指指腹按揉 100 ～ 200 次，力度由轻至重再至轻，按摩至局部有酸胀感为宜，手法连贯。

五、日常起居

痛风患者不宜剧烈活动，选择一些简单运动，如散步、匀速步行、打太极拳、跳健身操、练气功、骑车及游泳等，其中以步行、骑车及游泳最为宜。

规律锻炼，从低强度开始，逐步过渡至中等强度。可采取有氧运动，如慢跑、太极拳、骑单车等。运动次数以每周 4～5 次为宜，每次 0.5～1 h。运动期间或运动后，适量饮水，促进尿酸排泄。

超重患者应通过健康饮食，结合合理运动，缓慢减重（每月减轻体重 1.5 至 3 kg），达到并维持理想体重，可保持肾脏正常尿酸排泄能力。

保持平和、舒畅与乐观的心态，通过运动疏泄压力，也容易获得优质的睡眠。

痛风发作时，应停止体育锻炼，即使是轻微的关节炎发作，也应暂时中止锻炼，直到恢复后再考虑重新开始锻炼。

第二节　高血压的日常调护[①]

高血压会慢慢破坏患者的心、脑、肾等器官，是威胁健康的"隐形杀手"。很多高血压患者疏于管理甚至不重视，拖到病情加重才就医，但这时往往已出现心、肾功能损害，甚至发生中风、心梗，导致残疾、死亡等严重后果。了解高血压的影响因素，做好高血压病日常养生保健，运用中医药防治高血压，为健康打下基础尤为重要。

一、影响因素

（1）压力大

压力大、精神紧张是高血压最主要的成因。现在人们的压力除了来自工作，还来自家庭，压力大、精神紧张，同样会造成神经兴奋、血管收缩，导致血压升高。

（二）肥胖

肥胖、超重也是高血压的重要成因。以前，社会发展慢，手动制作的东西多，人们的活动量较大，肥胖、超重的人很少见。如今，机械化、自动化的东西多了，干什么都不需要自己动手，生活条件好，体重超标、肥胖的人到处

---

① 本节内容由陈智星整理。

是。肥胖会导致体内代谢紊乱、脂肪堆积，从而导致血压升高。

（三）熬夜

熬夜已经成为一种普遍的社会现象了。有些人是工作熬夜，有些人是打游戏熬夜，还有些人是看电视熬夜。然而，熬夜通常会使人的睡眠不充足，从而导致神经兴奋、血管收缩，造成血压的升高，形成高血压。

（四）不良习惯

喜欢吸烟、喝酒的人，得高血压的概率也会比较高。酒精会使动脉血管硬化，降低血管的弹性，最终导致高血压。

（五）高盐饮食

现代人患高血压的常见因素中，高盐饮食位居第一位。有些人比较重口味，但吃太多盐，会引起钠水不平衡，造成血管容量加大，最终导致血压升高。

二、饮食注意

（1）控制热能摄入，减少高脂肪饮食。对高血压病人而言，膳食热量摄入过多，饱和脂肪和不饱和脂肪比例失调，多钠、少钾、少钙，单糖过多，纤维素太多，都是不利的。因此，要减少饮食中脂肪的量，特别是少食用动物性脂肪如肥肉、肥肠等。

（2）控制食盐的摄入。一般来说，轻度高血压患者，每天摄入食盐的量应控制在 8 g 以下；有急性高血压病的人，每日食盐摄入应严格控制在 1 ～ 2 g（折合成酱油 5 ～ 10 mL）。但凡含钠多的食物，包括咸菜、咸肉、腐乳等，都应在限制之列。

（3）限制含糖量高的食品。尤其是肥胖者或有肥胖倾向的高血压者，要少吃含糖量高的蛋糕、甜饼、甜点心、糖果等。

（4）应食用低胆固醇食物。高胆固醇食物有动物内脏、蛋黄、鱼子、各种动物油。含胆固醇低的食物有牛奶（每 100 g 含 13 mg 胆固醇）、各种淡水鱼（每 100 g 含 90 ～ 103 mg 胆固醇）。而 100 g 猪肝含 368 mg 胆固醇，100 g 鸡蛋黄含 1705 mg 胆固醇。

（5）晚餐宜少。老年人一般对晚餐比较讲究，常以清淡为主，饮食适中，不可贪多。而有些老年高血压患者，对晚餐并不重视，有时毫无顾忌地大吃大喝，导致胃肠功能负担加重，影响睡眠，不利于血压下降。因此晚餐宜吃易消化食物，并配以汤类，不要怕夜间多尿而不敢饮水或进粥食。进水量不足，可使夜间血液黏稠，促使血栓形成。

（6）严格控制烟、酒。吸烟有害健康，这已成为共识；饮酒对高血压病也十分不利，尤其是过量饮酒。因此，高血压病患者应严格控制烟酒。

三、食疗处方

高血压患者在合理饮食的同时，可选用适当食疗方，用以平衡阴阳，调和气血。

（一）三七芹菜粥

取三七 10 g、芹菜 50 g、粳米 50 g。将粳米洗净放入锅中，加入 500 mL 清水，加入三七同煮半小时成粥，然后将芹菜洗净切碎放入粥中，再煮 5 min 即可，待温服食。三七活血祛瘀，芹菜降压，粳米顾护胃气，适合头晕胸闷、舌下脉络迂曲的高血压患者食用。

（二）胡萝卜海蜇粥

取胡萝卜 120 g、海蜇皮 60 g、粳米 60 g。将胡萝卜洗净、削皮、切片，海蜇皮漂净、浸软、切细条，粳米洗净，一起放入锅内，加水适量，文火煮成稀粥，调味即可食用。此方有清热、润燥、化痰的功效，适用于高血压病属痰热者。

（三）葛根薏苡仁粥

取粉葛根 120 g、生薏苡仁 30 g、粳米 30 g。将粉葛根洗净、去皮、切片，生薏苡仁、粳米洗净。一起放入锅内，加水适量，文火煮成稀粥，调味即可食用。此方有清热利尿的功效，适用于高血压病属肝阳亢盛或痰湿壅塞者。

（四）玉米须白茅根汤

取玉米须 20 g、白茅根 30 g、荸荠 30 g。玉米须、白茅根与荸荠冲洗干净后，一同放入锅中，加入 500 mL 清水，小火半小时煮成汤，分次服用。可以养阴清热、凉血止血、利水，尤适宜用于治疗阴虚口渴的高血压患者。

（五）降压茶

取夏枯草、决明子、菊花各 10 g。主要功效：清肝明目。适于肝火上炎，目赤肿痛的高血压患者。平肝降压茶：天麻 5 g，钩藤 5 g，地黄 10 g。主要功效：养阴熄风。适于头晕头痛、情绪急躁易怒的高血压患者。消肿利浊饮：罗布麻叶 15 g，车前子 10 g，猪苓 5 g。主要功效：利尿消肿。适于小便不利，下肢水肿的高血压患者。

四、按摩保健

保健按摩操具有补肝肾、平肝阳、舒通肾脉、引火归原，从而降低血压的作用。可以不拘时间和地点进行，每日可进行 2 次。具体方法如下：

第一节起势：坐在椅子上，姿势自然端正，放松，目视前方，双手掌放在大腿上，膝关节呈 90 度弯曲姿势，两足分开与肩同宽，呼吸均匀，有节奏。

第二节按揉太阳穴：以左右手食指按压太阳穴（眉梢与外眼角中间，向后约 1 寸凹处），顺时针方向旋转 32 次。

第三节按摩百会穴：用左或右手掌，紧贴百会穴（头顶部后发际上 7 寸）按揉 32 次。

第四节按揉风池穴：用双手拇指按揉双侧风池穴（耳后颈部凹陷中），顺时针方向按揉 32 次。

第五节摩头清脑：两手五指自然分开，用小鱼际从前额向耳后按摩，从前向后弧线形按揉 32 次。

第六节擦颈降压：先用左手大鱼际擦抹右颈部胸锁乳突肌，再换右手擦左颈各 32 次。

第七节揉曲降压：用左、右手，先后分别按压左、右肘关节附近的曲池穴（肘横纹外侧端凹陷中）32 次。

第八节揉关宽胸：先用右手大拇指按揉左手内关穴（腕横纹上 2 寸两筋之间），再用左手大拇指按揉右手内关穴各 32 次。

第九节导血下行：分别用左、右手拇指按揉左、右小腿的足三里穴，按揉 32 次。

第十节收势：扩胸调气，两手放松下垂，然后握空拳，屈肘提肩向后扩胸，最后放松还原，做 32 次。

五、日常起居

（一）起床和缓

早晨醒来，不要急于起床，应先在床上仰卧，活动一下四肢和头颈部，伸一下懒腰，使肢体肌肉和血管平滑肌恢复适当张力，以适应起床时的体位变化，避免引起头晕。然后慢慢坐起，稍微活动四肢，以避免血压大幅波动。在量血压时可定时测量，准确记录，除了可供自己掌握血压状况外，也可供医生开药时参考。

（二）服药规律

晨起后选择合适时间服用降压药。治疗高血压提倡小剂量、联合用药。较之单药治疗，联合用药的降压疗效好，不良反应也小。高血压药物应严格遵医嘱定时、定量服用，切忌突然停药或减量，以免导致血压反弹。

（三）运动适度

有氧运动不但可以降低血压，还有助于调整紊乱的血压昼夜节律。每周运动 3 ～ 5 次，每次 20 ～ 60 min，可使收缩压下降 4 ～ 9 mmHg。原则是运动量宜逐步增加而且以不引起气短、胸闷、胸痛等不适为限。

（四）娱乐有节

睡前娱乐活动要有节制，这是高血压患者必须注意的一点。如下棋、打麻将、打扑克要限制时间，一般以 1 ～ 2 h 为宜。要适当控制情绪，坚持以娱乐为目的，不可计较输赢，不可过于认真或激动，否则会导致血压升高。看电视也应控制时间，不宜长时间坐在电视屏幕前，也不要看内容过于刺激的节目，否则会影响睡眠。

（五）情绪稳定

不良情绪可使心跳加快、血压升高，所以，老年高血压病患者，要注意控制情绪，做到清心寡欲，坦然处之，培养自己的兴趣爱好，能够自得其乐。这样会有利于神经内分泌调节，使血管的舒缩功能处于最佳状态，血压也会自然下降，并保持稳定。老人平时要避免一些不良的精神刺激，尤其要防止心情过分激动，避免血压骤然升高。在血压不稳定和上升阶段要尽量少参加引起心情激动的社会活动。

（六）睡前泡脚

晚上临睡前，可配合温水洗脚泡脚，洗泡过程中可以搓足心，右手搓左脚心，左手搓右脚心，配合揉搓脚趾，每侧各搓 1 ~ 2 min，可起平肝潜阳、活血通络的作用。推荐用于足浴的参考中药方：钩藤 30 g、菊花 15 g、夏枯草 15 g、决明子 30 g、川牛膝 20 g、白芍 20 g、桑枝 20 g。取上药加水 2000 mL 煎煮取液，等温度适宜后足浴，每次 20 ~ 30 min，在血压不稳定时尤为适宜。

第三节　糖尿病的日常调摄①

糖尿病是由于胰岛素分泌不足或胰岛素的作用不足引起的以高血糖为主要特点的全身性代谢紊乱性疾病。糖尿病代谢紊乱会导致涉及全身的急性或慢性病变，与长期高血糖、高血脂、血液高凝高粘、内分泌失调、动脉硬化等因素有关，进而出现许多并发症，如糖尿病肾病、视网膜病变、神经病变、糖尿病足。

从中医角度分析，糖尿病属于"消渴症"的范畴。患者发病通常是自身饮食造成。传统中医认为，人在日常饮食中过度摄入肥甘厚味，会造成脾胃损伤，进而导致消化能力受损，出现湿热内蕴及消谷耗液等症状，导致患者出现消渴。糖尿病总以热伤气阴为病机核心，最明显症状就是口干，所以中医抓住津液流失这一特征，把糖尿病称作"消渴"。中医一般将糖尿病分为上消、中消、下消三种类型。

上消病位主要在心、肺，一般表现为口渴喜饮、喉咙干热、嘴唇干燥，饮水后仍口干；小便多、颜色发黄；食量变化不明显；舌红，苔黄干涩。

中消病位主要在脾、胃，吃得多但饿得快是中消最明显的表现，还伴随口干喜饮的情况。此外，还表现为小便频多、大便干结、头晕目眩、形体消瘦、舌红苔黄等。

下消病位主要在肝、肾，主要表现为小便频繁且量多；面色潮红，手足心

---

① 本节内容由陈智星整理。

热，腰膝酸软，舌红少苔。

一、影响因素

（一）遗传因素

糖尿病发病具有种族和家族遗传性，糖尿病发病率在血统亲属中与非血统亲属中有显著差异，前者较后者高出 5 倍。此外，在 1 型糖尿病的病因中遗传因素的重要性为 50%，而在 2 型糖尿病中其重要性达 90% 以上，因此引起 2 型糖尿病的遗传因素明显高于 1 型糖尿病。

（二）精神因素

近年来的研究发现了精神因素在糖尿病发展中的作用，认为精神紧张、情绪激动、心理压力大、突然遭受心灵创伤等各种精神状态，会引起一系列胰岛素对抗激素的分泌，进而使血糖升高，此类激素有生长激素、去甲肾上腺素、胰升糖素及肾上腺皮质激素等。

（三）肥胖因素

目前认为，肥胖是糖尿病的一个重要诱发因素，有 60% ～ 80% 的成年糖尿病患者在发病前均为肥胖者，肥胖的程度与糖尿病的发病率呈正比。糖尿病患者，尤其是 2 型糖尿病患者，与长期高糖、高脂饮食，体力活动少，身体肥胖有较大关联。人若肥胖，脂肪在细胞积聚，会降低组织细胞对胰岛素的敏感性，导致血糖升高。

（四）饮食因素

长期饮食过多而不节制，营养过剩，会使胰岛素 β 细胞负担过重而诱发糖尿病。长期饮酒可能会导致身体受损，刺激人的胰腺，导致胰腺的功能受损，引起血糖升高。因此，在平时要避免经常饮酒，酗酒是诱导糖尿病发生的危险因素之一。

（五）感染因素

幼年型糖尿病与病毒感染有显著关系，感染本身不会诱发糖尿病，但可以使隐性糖尿病得以外显。肠道病毒、柯萨奇 B4 病毒、流行性腮腺炎、脑炎、心肌炎等都会破坏人的胰岛细胞，使人体免疫失控，引起胰岛 B 细胞功能减低，导致糖尿病。

（六）妊娠因素

妊娠次数与糖尿病的发生呈正相关，多次妊娠可使较弱的遗传因素被激发而患糖尿病，特别是中年以上的妇女经多次妊娠后，进食过多、活动过少，身体肥胖时，更易诱发糖尿病。

（七）基因因素

科学认为糖尿病是由几种基因受损所造成的：1 型糖尿病——人类第六对染色体短臂上的 HLA-D 基因损伤；2 型糖尿病——胰岛素基因、胰岛素受体基因、葡萄糖溶酶基因和线粒体基因损伤。不管是哪种类型的糖尿病，也不论是遗传因素、环境因素还是病毒感染导致的患病，归根结底都是基因受损所致。

了解诱发糖尿病出现的病因是必要的，可以帮助我们早日干预糖尿病，所以无论家人是否患有糖尿病，我们都应从小培养科学合理的饮食习惯，避免暴饮暴食，减少各种油炸食品、甜食、甜饮料等高热量饮食的摄入，注意保护胰岛功能。

同时还要养成健康的生活方式，适度运动，防止肥胖，保持乐观，心情平和，避免熬夜，及时解除生活和工作中的压力，以减少或延缓糖尿病的发生。

二、饮食注意

饮食失节是消渴病的重要病因。《素问·奇病论》云："此人数食甘美而多肥也，肥者令人内热，甘者令人中满，故其气上溢，转为消渴。"

唐代孙思邈指出："凡积久饮酒，未有不成消渴……三觞之后，制不由己，饮啖无度……在人何能不消渴？"王焘《外台秘要》亦记载，消渴之病"特忌房室、热面并干脯一切热肉、粳米饭、李子等"。

长期过食肥甘厚味、醇酒辛辣之品，损伤脾胃，可致运化失职，积热内蕴，消谷耗液，进而发为消渴。因此，糖尿病的饮食需要注意做到以下三点：

（一）饮食有节

饮食有节主要是指饮食要按时，要有规律和节制，这对糖尿病病情的控制至关重要。如《吕氏春秋·尽数》篇说："食能以时，身必无灾。"

糖尿病患者应严格控制总热量的摄入，平衡膳食，选择多样化、营养合理的食物；提倡少食多餐、定时定量进餐，反对饥饱失常、暴饮暴食。

（二）饮食清淡

金元时期《三消论》说"消渴之人，其药与食皆宜淡剂"，指出消渴病人饮食宜清淡，应多摄取能够润肺、健脾、益肾、养阴的食物，如山药、薏苡仁、冬瓜、鲫鱼、紫菜、扁豆、芝麻等，少食肥厚、油腻、苦寒、辛辣之品。

（三）谨和五味

不同的食物性味不同，其功效及营养成分亦有差异。五味对五脏各有其亲和作用，即"酸入肝，苦入心，辛入肺，甘入脾，咸入肾"。

而长期偏嗜某种食物会引起脏气偏胜，导致不良后果。因此饮食要得宜，酸苦甘辛咸五味调和，忌饮食偏食偏嗜。

三、食疗处方

（一）蚌肉苦瓜汤

苦瓜、蚌肉均有降血糖的作用。苦瓜性味甘苦寒凉，能清热、除烦、止渴；苦瓜粗提取物含类似胰岛素物质，有明显的降血糖作用。蚌肉甘咸而寒，能清热滋阴、止渴利尿。两者合用，清热滋阴，适用于糖尿病之偏于胃阴虚有热者。

做法：取苦瓜250 g、蚌肉100 g。将活蚌放清水中养两天，洗净后取蚌肉与苦瓜共煮汤，熟后酌加油、盐调味，即可服食。

注意：脾胃虚寒、便溏者慎用，血尿酸及血肌酐高者蚌肉减量或遵医嘱。

（二）绿豆南瓜羹

南瓜性味甘、寒，无毒，有清热润燥、健脾止渴之功效。南瓜含有大量果胶，有促进人体内胰岛素分泌的功能，而且富含维生素，是一种高纤维素食品。绿豆甘、凉，有消暑、利尿、解毒的作用，含大量人体必需微量元素。此方适用于消谷善饥者，常食有稳定血糖的作用。

做法：绿豆250 g、南瓜500 g，切块，加水适量，煮熟食用。

注意：脾胃虚弱者慎用。

（三）山药薏米粥

山药性味甘平，不寒不燥，有补益脾胃和养肺滋肾之功。薏苡仁味甘淡、性微寒，其能治消渴。本方食后有饱腹感，可减少饭量，对各型糖尿病患者均较为适宜，尤以脾胃虚弱、口渴善饥者为佳。

做法：淮山药60 g、薏苡仁30 g，共熬粥食。

注意：服山药薏米粥时应适当减少主食量。

四、按摩保健

（一）按摩手法

从中医治疗方面来说，中医外治法对糖尿病也都有较好的防治作用。通过按摩达到调整阴阳、调和气血、疏通经络、益肾补虚、清泄三焦躁热、滋阴健脾等功效。具体手法如下：

（1）抱腹颤动法：双手抱成球状，两个小拇指向下，两个大拇指向上，两掌根向里放在大横穴上（位于肚脐两侧一横掌处）；小拇指放在关元穴上（位于肚脐下方4个手指宽处）；大拇指放在中脘穴上（位于肚脐上方一横掌处）手掌微微往下压，然后上下快速地颤动，每分钟至少做150次。此手法应在饭后30 min，或者睡前30 min做，一般做3～5 min。

（2）叩击左侧肋部法：轻轻地叩击肋骨和上腹部左侧这一部位，约2 min，右侧不做。

（3）按摩三阴交法：三阴交穴位于脚腕内踝上3寸处，用拇指按揉，左右侧分别做2～3 min。

（二）糖尿病常用的保健按摩穴位

1. 胃脘下腧

为经外奇穴，定位在背部第8胸椎棘突下，旁开1.5寸位于膈俞与肝俞之间，有从阳引阴、使阴生而阳除之功，对阴虚内热的消渴病有良好的治疗效果。针之可和胃化痰、理气止痛，主治消渴、咽喉干、胰腺炎等证，对调整和控制血糖有明显的作用。临床针灸治疗糖尿病时，常以此穴作为治疗各型糖尿病的首选特效穴，效果明显。

操作方法：用拇指指腹按揉此穴，同时采用指甲尖掐、压，按摩要有一定力度，有发麻和胀痛的感觉，每天早晚左右各掐按 1 ～ 3 min。

2. 三阴交

为足太阴脾经的穴位，是足三阴经（肝、脾、肾）的交会穴，具有调脾气、养肝血、益精气的作用，可调补肝、脾、肾三经气血，对治疗内分泌失调、防治糖尿病效果显著。它位于小腿内侧，足内踝尖上 3 寸，胫骨内侧缘后方。

操作方法：用拇指指腹按揉此穴，同时采用指甲尖掐、压，按摩要有一定力度，有发麻和胀痛的感觉，每天早晚左右各掐按 1 ～ 3 min。

3. 然谷穴

为足少阴肾经的常用腧穴之一，是肾经的第 2 个穴位。然，通燃，有燃烧之意；谷，是指凹陷的山谷。穴在舟骨粗隆前下方的凹陷中，故名然谷。中医认为然谷穴能益气固肾、清热利湿。刺激然谷可以缓解口干舌燥、内心烦乱等消渴症状，所以然谷穴也是治疗糖尿病的特效穴位。

操作方法：用拇指加力按双脚内侧的然谷穴，当感觉有酸胀感时再松开，再按下去，再松开。如此反复 10 ～ 20 次，坚持每天按揉，可以起到很好的降糖作用。

五、日常起居

《素问·四气调神大论》中说："夫四时阴阳者，万物之根本也。所以圣人春夏养阳，秋冬养阴，以从其根，故与万物沉浮于生长之门。逆其根，则伐其本，坏其真矣。"指出四时阴阳的变化，是万物生命的根本，顺从生命发展的根本规律，就能与万物一样，在生、长、收、藏的生命过程中运动发展。因此，糖尿病患者应"顺四时而适寒暑""服天气而通神明"，使人体内环境平衡和外环境整体统一，来达到养生防病的目的。

"春三月，此谓发陈。"春季的三个月正是推陈出新、生命萌发、万物向荣的时令。此时，人们应该入夜即睡，早些起身，披散开头发，解开衣带，使形体舒缓，放宽步子，在庭院中漫步，使精神愉快，胸怀开畅，保持万物的生机。

"夏三月，此谓蕃秀。"夏季的三个月，是自然界万物繁茂秀美的时令。此时，天气下降，地气上腾，天地之气相交，植物开花结实，长势旺盛，人们应该在夜晚睡眠，早早起身，不要厌恶长日。情志应保持愉快，以静制动，以安静的心态除去烦劳，精神内收，对外界保持浓厚的兴趣，适当运动，避免汗泄太过，加重体内阴津不足。

"秋三月，此谓容平。"秋季的三个月是自然界景象因万物成熟而平定收敛的时令。此时，天高风急，地气清肃，人们应早睡早起，以保持神志的安宁，减缓秋季肃杀之气对人体的影响；收敛神气，以适应秋季容平的特征，不使神思外驰，以保持肺气的清肃功能。

"冬三月，此谓闭藏。"冬天的三个月是生机潜伏、万物蛰藏的时令。当此时节，水寒成冰，大地龟裂，人应该早睡晚起，待到日光照耀时起床才好，不要轻易地扰动阳气，妄事操劳，要使神志深藏于内，安静自若；要守避寒冷，求取温暖，不要使皮肤开泄而令阳气不断地损失，这是适应冬季的气候而保养人体闭藏机能的方法。作为控糖的有效手段之一，运动锻炼是必不可少的。进入秋收、冬藏阶段，糖尿病患者除了在心神上要平和安宁，在行为上也要以"慢"为主，不宜做过量的运动。

首先，糖尿病患者建议选择不太激烈的运动方式，如散步、打太极、乒乓球、室内羽毛球等。运动时间最好选择进餐后 1 h，因为此时是血糖较高的时候，锻炼降糖的效果会事半功倍。如果选择在早晨锻炼，须注意一定要在锻炼前进食，否则容易发生低血糖。

其次，一定要控制好运动强度，不宜出太多汗。出汗太多容易伤阳，而人体血液、津液在体内的运行循环都需要阳气为之输布运行，一旦阳气耗损，就会导致体内湿邪过重。以走路为例，建议每次 30 ～ 60 min，一般慢速行走以每分钟 60 ～ 70 步为宜，中速行走为每分钟 80 ～ 90 步，快速行走为每分钟 110 ～120 步。体力较好的患者在行走时还可加一些负荷。走的速度应依个人体力而定，也不要刻意追求运动时间。

最后，运动前一定要做好热身。从运动量小的动作开始做，再逐步加大运动量。运动结束时也应做些放松调整活动，如慢走几步、揉揉腿、做几下深呼吸等，逐渐从锻炼的兴奋状态回到静息状态。

总的来说，糖尿病的控制主要有以下"五驾马车"。

一是健康教育。糖尿病患者要了解糖尿病防治的正确知识，调整心理，以积极乐观的态度去应对。

二是合理饮食。做到少量多餐，总量控制，搭配合理。蔬菜为主、鱼肉适当，少盐少油、戒烟限酒，优先选择低血糖生成指数的食物。

三是适量运动。建议每周至少进行 150 min 中等强度的有氧运动，可以一周 5 天，每天 30 min，运动形式可以为快走、太极拳、骑车、慢跑、健身操、游泳、各种球类等，每周最好再进行 2～3 次锻炼肌肉的抗阻力运动。

四是规律用药。糖尿病的药物有口服药物和胰岛素，注意按医嘱规律用药，切勿自行加药停药。

五是自我监测。糖尿病人必须监测血糖，常规可 3 个月测量一次，在血糖不稳定或药物调整期，次数适当增多，可达每天数次。此外，还须定期监测血压、血脂、体重、糖化血红蛋白等。

第四节　中风病的日常调护[①]

中风又名卒中，是以突然出现口眼歪斜、言语不利、半身不遂，甚则猝然昏倒、不省人事为特征的病证。因病起急骤，症见多端，变化迅速，与自然界中风性善行数变的特性相似，故古代医学家以此取象比类，称之为中风，又因其发病突然，也称为"卒中"。阴阳失调、气血逆乱是本病的病机特点，与心肝肾三脏关系密切。本病多见于中老年人，四季均可发病，但以冬春两季为发病高峰，是一种发病率高、死亡率高、致残率高、严重危害人民健康的疾病。中医治疗在提高生活质量、减少并发症、防止病情加重等方面，有着明显的优势。

一、影响因素

中风病不可干预的危险因素主要有年龄、性别、种族、遗传因素等。

中风病可干预的危险因素主要有高血压病、缺乏规律的运动、肥胖、糖尿病、高脂血症、吸烟、饮酒等，其他的还包括睡眠呼吸暂停综合征、高同型半胱氨酸血症、心脏相关疾病（如心脏瓣膜病、心律失常、卵圆孔未闭等）、血液系统疾病（如贫血、真性红细胞增多症、血小板增多症等）、风湿免疫病（如抗磷脂抗体综合征、干燥综合征等）、脑动脉夹层、烟雾病等。

---

① 本节内容由陈智星整理。

日常生活影响因素主要有以下六方面：

（一）吸烟

经常大量吸烟会对血管造成伤害，使血管变细变脆，甚至有可能出现动脉硬化的情况，从而增加脑梗的发生概率，因此及时戒烟对预防脑梗有很大的帮助。

（二）熬夜

为了工作或者为了缓解压力，许多人都有熬夜的习惯，但其实熬夜是一种严重危害健康的行为，会使各个器官组织超负荷工作，也会影响各个器官的自我修复，其中也包括大脑和血管，最终则有可能导致脑梗塞的发生。

（三）饮食不合理

由于压力的增加，许多人都存在饮食不合理的情况，比如有些人会吃一顿不吃一顿，有些人则无肉不欢，久而久之，不但会对消化系统造成损伤，而且还会加重血管的负担，因为脂类物质很容易沉积在血管壁上，使血管变细变脆，促使脑梗等疾病发生。

（四）肥胖

肥胖会使体内有大量多余的脂肪，不但各个器官组织会因此受到压迫，血管也会受到压迫，从而使血液的流动受到不良的影响，最终则会使血流速度变慢，增加脑梗的风险。

（五）高血压

高血压是一种很容易引起并发症的疾病，而且还会使动脉硬化的速度加快，从而增加脑梗的风险。研究发现，高血压患者罹患脑梗的风险是普通人的 6 ～ 7 倍，因此要严格控制血压，建议听从医生的嘱咐，按时定量服用降压药。

（六）心脏病

心脏负责给全身各处输送血液和氧气，当心脏出现问题的时候，脑部的供血量也会受到影响，最终则会因为缺血和缺氧而导致脑梗发生。

二、饮食注意

少食多餐，三四五顿，七八分饱，清淡饮食，戒烟戒酒，忌辛辣刺激食物。具体如下。

（1）应限制动物脂肪如猪油、牛油、奶油等，以及含胆固醇较高的食物，如蛋黄、鱼子、动物内脏、肥肉等，因为这些食物中所含饱和脂肪酸可使血中胆固醇浓度明显升高，促进动脉硬化；可采用植物油，如豆油、茶油、芝麻油、花生油等，因其中所含不饱和脂肪可促进胆固醇排泄及转化为胆汁酸，从而达到降低血中胆固醇含量、推迟和减轻动脉硬化的目的。

（2）饮食中应有适当蛋白质，常吃些蛋清、瘦肉、鱼类和各种豆类及豆制品，以供给身体所需要的氨基酸。一般每日饮牛奶及酸牛奶各一杯，因牛奶中含有牛奶因子和乳清酸，能抑制体内胆固醇的合成，降低血脂及胆固醇的含量。饮牛奶时可将奶皮去掉。豆类含豆固醇，也有促进胆固醇排出的作用。

（3）要多吃新鲜蔬菜和水果，因其中含维生素 C 和钾、镁等。维生素 C 可降低胆固醇，增强血管的致密性，防止出血，钾、镁对血管有保护作用。

（4）可多吃含碘丰富的食物，如海带、紫菜、虾米等，碘可减少胆固醇在动脉壁沉积，防止动脉硬化的发生。

（5）每日食盐在 5 g 以下为宜，因食盐中含有大量钠离子，人体摄入钠离子过多，可增加血容量和心脏负担，并能增加血液黏稠度，从而使血压升高，对中风患者不利。

（6）忌用兴奋神经系统的食物，如酒、浓茶、咖啡及刺激性强的调味品。此外，少吃鸡汤、肉汤，对保护心脑血管系统及神经系统有益，且须忌暴食。

三、食疗处方

中医对中风后的调理有十分丰富的经验，强调饮食要注意清淡、合理搭配、营养丰富。中风后遗症见气短乏力、肢软神疲、偏身麻木、肢体瘫痪、瘫肢肿胀等，根据中风的具体辨证施膳食疗。

（一）气虚血瘀中风患者药膳

1. 黄芪桂枝粥

组成：黄芪 15 g、炒白芍 10 g、桂枝 10 g、生姜 3 片。

制作及用法：4 味水煎取汁，与大米 100 g、大枣 5 枚同煮为稀粥服食。

功效：益气养血，温经通络。

2. **黄芪肉羹**

组成：黄芪 30 g，大枣 10 枚，当归、枸杞各 10 g，猪瘦肉 100 g（切片）。

制作及用法：共炖汤，加食盐调味，食肉喝汤。

功效：滋阴助阳，补气活血。

（二）肝肾亏虚中风患者药膳

肝肾亏虚患者主要表现：中风后遗症见偏瘫日久、短气乏力、耳鸣目糊、腰酸膝软、失眠多梦、肢体麻木、筋肉抖颤等，推荐药膳如下。

1. **栗子桂圆粥**

组成：栗子 10 个、粳米 50 g、桂圆肉 20 g。

制作及用法：栗子 10 个（去壳、切成碎块），与粳米 50 克一同熬粥，将熟时放桂圆肉 20 g 再熬 10 分钟，即可服食。

功效：补肾强筋，益气健脾。

2. **芪杞炖鳖**

组成：鳖肉 200 g、黄芪 30 g、枸杞子 20 g。

制作及用法：以上四味，加适量水同炖至鳖肉熟烂，即可服食。

功效：补肾强筋，补气养血。

（三）脾虚痰阻中风患者药膳

脾虚痰阻的中风患者主要表现：中风后遗症见头昏眩晕、神志恍惚、肢体麻木、运动不利、胸脘满闷、食少纳呆等。推荐药膳如下。

1. **山药葛粉羹**

组成：山药 150 g、葛根粉 200 g、小米 100 g。

制作及用法：以上三味共熬粥服食。

功效：健脾除湿。

2. **橘皮山楂粥**

组成：橘子皮 10 g、山楂肉（干品）15 g、莱菔子 12 g、糯米 100 g。

制作及用法：橘子皮 10 g、山楂肉（干品）15 g、莱菔子 12 g，先分别焙干，共研为细末；另将糯米 100 g 煮粥，粥将成时加入药末再稍煮，入食盐少许调味，候温可随意食用。

功效：理气化痰，健脾和胃。

（四）茶饮

1. 平肝潜阳饮

配方：夏枯草 10 g、决明子 30 g、菊花 10 g、绿茶 5 g。

制法：先将决明子拣杂、洗净、晒乾后微火焙炒至黄，取出磨碎。再将夏枯草洗干净、晒干，与决明子、菊花、绿茶同放入大号杯中，加盖焖 15 分钟。

用法：当茶频频饮用，一般可冲泡 3 ～ 5 次。

功效：清肝明目，润肠通便，降血压。适合于中风患者及面色发红，头脑胀痛，目赤口苦，急噪易怒，尿黄便秘，舌红，苔薄黄，脉弦者预防中风。

2. 消食化痰饮

配方：山楂、薏苡仁各 30 g，莲子仁、石菖蒲各 15 g。

制法：将四药洗净后同放入锅内，煮沸 30 min。

用法：当茶饮用，每次加入热水后泡 10 min。

功效：祛湿化痰，醒脑利浊。适合于中风患者及平时常觉头晕头重，如被物罩，胸闷，时有意识迷糊，昏昏欲睡，手足麻木，形体肥胖，不欲饮食，舌红胖大或有齿痕，苔白腻等症。

四、按摩保健

穴位按摩是通过局部刺激，疏通经络，调动机体抗病能力，从而达到防病治病、保健强身的一种技术操作。中风病患者主要表现为肢体瘫痪、口眼歪斜、失语或言语不清等症，严重者出现昏迷。中医穴位按摩针对中风轻症、神志清楚患者，能够起到良好的恢复作用，也是促进机体早日康复的一个重要环节。穴位按摩通常采用指压按摩法和拇指点揉法。按摩要求：穴位按摩的力度及速度要均匀，手法要柔和，力度要渗透，操作要持久；穴位按摩 2 ～ 3 次/天，每次时长约 20 min。

（一）百会穴

简便取穴：头顶的正中央，两耳尖连线中点处。

适应证：头痛、眩晕、宁神清脑。

（二）风池穴

简便取穴：在颈后区，当枕骨之下，胸锁乳突肌与斜方肌上端之间的凹陷处。

适应证：头痛、眩晕、颈项强痛。

（三）肩井穴

简便取穴：大椎穴与肩峰连线中点处。

适应证：手臂不举、中风偏瘫。

（四）曲池穴

简便取穴：屈肘成直角，肘弯横纹尽头处即为曲池。

适应证：上肢偏瘫。

（五）内关穴

简便取穴：在前臂掌侧，腕横纹上 2 寸，两根肌腱之间。

适应证：偏瘫、肘臂挛痛。

（六）合谷穴

简便取穴：两手交握，一手拇指指间横纹压在虎口上，屈指，拇指尖正对之处。

适应证：手指痉挛、臂痛。

（七）足三里穴

简便取穴：在小腿前外侧，当外膝眼下 3 寸，距胫骨前缘一横指（中指）。

适应证：下肢痹痛、虚劳疲惫。

（八）三阴交穴

简便取穴：在小腿内侧，足内踝尖上 3 寸，胫骨内侧缘后方。

适应证：失眠、下肢痿痹。

穴位按摩禁忌证：

（1）未确诊的急性脊柱损伤。

（2）各种骨折、骨质疏松、骨结核。

（3）严重心、脑、肺疾病有出血倾向者。

（4）局部穴位皮肤有皮损。

五、日常起居

重视先兆症的观察并积极进行治疗是预防中风病发生的关键，加强护理是提高临床治愈率、减少并发症、降低死亡率和病残率的重要环节。对于中风病患者，日常起居要注意以下几方面：

（一）生活起居

春夏季晚卧早起，秋季早卧早起，冬季早卧晚起。睡前宜行经络操，饮牛奶；忌饮咖啡、浓茶及剧烈活动。劳逸结合，生活有规律，避免身心过度疲劳，在天气变化明显的季节更应控制血压。要经常更换体位，预防褥疮、肺炎及泌尿道感染等并发症的发生，避免患侧长期受压。一般可每 2～3 h 翻身一次，注意保持皮肤和被褥的干燥、清洁。经常更换体位有利于痰液咯出，能有效预防肺部感染。对于尿潴留患者，用热敷或诱导办法，让患者自行排尿。

（二）情志调养

给予心灵上的安慰。中风发生后，神志清醒者的主要心理变化是：恐惧、绝望、烦躁，也有的表现为情绪低落、意志消沉或郁郁寡言。亲属要多方耐心关照患者，积极帮助患者树立战胜疾病的信心。要经常疏导患者，使之心情舒畅，消除顾虑，保持情绪稳定，以利于疾病的恢复。

（三）功能锻炼要适当

加强语言训练及被动活动患肢，促进功能恢复。当病情稳定时，可尽早进行患肢的功能训练，防止瘫痪肢体肌肉萎缩或关节强直，以促进早日恢复语言和运动功能。

（1）帮助活动肢体：防止瘫痪、肢体肌肉萎缩和关节变形。家属可对病人进行轻而有节律的按摩，动一动瘫痪的肢体。帮助调整病人的姿势，使瘫痪肢体的关节处于正常人肌肉放松时关节所处的位置。

（2）教病人学说话：失语症是中风常见的后遗症。家属先让病人学说最简单的单词或看图识字，学习发音说话，练习舌的灵活性。

（3）陪病人回忆往事：部分中风病人有记忆力的减退。因此家属须采取措施促进其记忆力的恢复，可让病人看图、复述故事、回忆往事等。

171

（四）用药指导

遵医嘱用药，不要擅自加减药物。长期用抗血小板药物，要注意胃肠道不良反应和出血倾向。长期应用阿托伐他汀类的药物，注意检查肝功能、血脂和肌酸激酶。

（五）认真观察病情变化

如发现中风相关症状有加重的征象时，要立即送医院，及时处理和治疗，以免延误病情。定期到医院进行体检或复诊。

第五节　月经期的养生保健[①]

广义的经期又称为月经周期。月经周期可以人为地划分为月经期、经后期、经间期和经前期。月经期是女性的特殊生理时期之一，月经期养生保健对于女性健康的维护至关重要，且跟女性胎孕、生产等生理活动关系密切，月经期中医养生保健有研究的现实必要和应用价值。

近年来，随着社会竞争的不断激烈及精英女性的不断增多，女性承担着来自社会、家庭的双重压力，生活方式向高压态、快节奏方向转变，外卖盛行、交通便利及熬夜加班等现象，使得现代女性的饮食、出行和作息方式也发生了翻天覆地的变化。心理压力、情志异常、饮食不节、缺乏运动、作息紊乱等问题严重影响了经期妇女的身心健康。中医观点认为，经期妇女若能在饮食、起居、劳逸、房事等方面进行主观能动的养生保健，对于预防月经疾病，维护经期妇女健康具有一定的积极意义。

一、影响因素

（1）情绪异常：长期的精神压抑、精神紧张或遭受重大精神刺激和心理创伤，都可导致月经失调或痛经、闭经。

（2）寒冷刺激：女性经期受寒冷刺激，会使盆腔内的血管过度收缩，可

---

① 本节内容由陈智星整理。

引起月经过少甚至闭经。

（3）过度减肥：不少女性追求所谓的"骨感美"，常会通过节食来达到减肥的目的。而时间一长，体内缺乏营养元素，不仅会影响子宫内膜的生长，而且会导致女性体内激素分泌异常，造成月经稀发，部分女性甚至会出现闭经的状况。

（4）饮食不当：女性经期若贪凉受寒，会使盆腔内的血管收缩，导致卵巢功能紊乱，可引起月经量过少，甚至闭经；而若是近期吃了大量滋补、油腻的食物，则会扰乱激素水平，使得月经周期提前、经量增多等。一般饮食正常后，月经也会恢复正常。

（5）经常熬夜：生活习惯不规律，经常熬夜晚睡，身体内的生物钟就会出现紊乱，影响身体的新陈代谢。此时，子宫卵巢的健康也会受到影响，经期也就会变得不规律。

（6）妇科疾病：子宫肌瘤、子宫腺肌症、卵巢功能早衰、多囊卵巢综合征等疾病均会引起月经失调，出现月经量、月经期及周期的异常。

二、饮食注意

经期妇女在机体气血、阴阳、脏腑的相互协调作用下，胞宫开放，血海施泄，经血外流。此期的饮食活动应该围绕着保障月经正常和维护身体健康展开，杜绝一切影响月经排泄活动以及影响经期妇女健康的饮食之物。因此，经期妇女想要利用食物营养周身、维护健康，就必须遵守相应的饮食规律和饮食宜忌。

古人在长期的饮食实践和健康探索活动中，积累和总结了经期饮食养生的经验和理论。其中，饮食养生的内容包括三个方面：一为均衡饮食营养，二为注重饮食卫生，三为遵守饮食宜忌。

（一）均衡饮食营养

经期妇女胞宫施泄导致血液物质的丢失，此期应注意从饮食调摄入手，通过加强饮食营养，来补充机体丢失的血液精微。调经之要，贵在补脾胃以资血之源。中医认为，饮食水谷精微充足，人身气血充沛、血海盈满，妇女经血才有充足的来源，妇女的月经才能和调。然而食物的种类丰富多样，所含有的营养成分也各不相同，经期饮食应注意全面膳食、合理搭配、均衡营养，以满足机体的健康需求。五谷为养，五果为助，五畜为益，五菜为充。气味合而服之，以补精益气。饮食全面及合理搭配是经期养生的重要理念。

关于经期饮食营养的摄取，历代养生家均提倡"薄滋味所以养血气"，意思是说想要更好地摄取食物中的营养成分，饮食一方面必须清淡，清淡才利于营养物质的吸收。经期饮食清淡包括宜淡不宜咸，经期饮食太咸，会导致机体摄水量过多，易于引起经期浮肿；宜少油不宜肥腻，经期饮食肥甘厚味，容易导致生痰生湿，凝滞气血胞脉，从而影响经血排泄。另一方面，经期饮食要易于消化，不消化的食物易于内伤脾胃。经期食用难消化的食物容易导致癥瘕疾病的发生。因此，经期饮食除了要全面膳食、合理搭配、均衡营养，还要注意饮食清淡、易于消化。

（二）注重饮食卫生

在饮食卫生方面，孔子最早在《论语·乡党》中就提出了"食不厌精，脍不厌细。食馇而餲，鱼馁而肉败，不食。色恶，不食。臭恶，不食。失饪，不食"的饮食卫生原则，说明了古人很早就认识到饮食不洁对人体产生的危害。经期作为女性生理阶段的特殊时期，此时的饮食卫生更应该加以注意。

经期妇女要注意饮食卫生问题。若经期饮食不洁，会导致诸多疾病。经期饮食还要保持良好情绪，若饮食前后情志活动异常，也易导致疾病产生。经期饮食还要注意不可过杂，杂则伤脾，脾胃内伤易于导致经行泄泻。

因此，经期饮食要格外重视饮食卫生，包括饮食洁净、进食情志良好、饮食品种不杂等方面。

（三）遵守饮食宜忌

在饮食宜忌方面，古人积累了大量的经期饮食禁忌理论和经验，包括经期饮食忌过饥过饱，忌生冷、燥热、酸涩、辛辣饮食两个方面。经期妇女应遵循饮食规律，按时按量进食，忌过饥过饱。

经血依赖于饮食脾胃所化生，若饥饿当进食而未进食，会影响机体的气血盛衰状态，导致经期气虚血少，从而发生月经不畅、月经过少、痛经等月经疾病；若经期暴饮暴食，进食太过，导致气血过盛，出现月经过多之疾，亦会增加脾胃负担，出现饮食积滞、脾胃内伤等证。经期妇女饮食当忌过饥过饱，饥饿时及时补充饮食营养物质，进食以七八分饱为度，以维持月经等生命活动的正常进行。

经期饮食大忌生冷、燥热、酸涩、辛辣之物。因为经期生冷、酸涩饮食会凝涩胞脉、阻滞血行，不利于月经的排泄，易于导致月经过少、月经不利、经闭、痛经、癥瘕等月经疾病。经期辛辣、燥热饮食易致血分蕴热，迫血妄行，而发生月经过多、月经过少、崩漏、癥瘕等月经疾病。因此，经期忌食生冷、燥热、酸涩、辛辣之物对于维护经期妇女的生命健康具有重大意义。

三、食疗处方

对于月经不调、痛经的女性来说，这个时期是温中补虚、活血化瘀的最佳时期。经期常用食疗处方如下。

（一）红豆紫米粥

做法：取适量花生、紫米、红豆提前浸泡半天；将山药削皮，切块；烧开一锅水将所有材料都放入，搅拌一下，再转小火煮 40 min 左右；待豆子和山药熟透，可适当加点红糖，补血效果更佳。

（二）玫瑰花茶

做法：取适量玫瑰花，用开水冲泡即可饮用，有疏肝理气、降脂瘦身之功效。

（三）山楂桂枝红糖饮

做法：选用山楂 15 g、桂枝 10 g、红糖 30 ～ 50 g。山楂肉、桂枝加水同煮，后加入红糖调匀，煮沸饮用。有温经通脉、化瘀止痛功效，适用于妇女寒性痛经证。

四、经期注意事项

（1）经期间要以平静的心情对待，保持情绪稳定，心情舒畅，睡眠充足。
（2）要使用合格安全的卫生纸，建议每 2 ～ 3 h 更换 1 次。
（3）每天用温水清洗外阴。此阶段机体抵抗力下降，不注意外阴卫生，容易导致外阴瘙痒，引起细菌感染。
（4）经期洗澡时宜淋浴，不宜盆浴和坐浴，不宜游泳，以免病菌侵袭外阴导致感染。
（5）注意保暖。避免过冷、过热的刺激（冷水淋浴和桑拿），特别是下腹部不宜受凉，以免痛经或月经失调。

（6）经期运动适宜。月经的第一、二天应减少运动量并降低运动强度，运动时间不宜太长。经期不宜做剧烈练习，尤其是震动强烈、增加腹压的动作，如疾跑、跳跃（剧烈的健身操）、负荷过重的力量练习等，以免造成经期出血量过多或影响子宫的正常位置。

（7）月经期的合理饮食非常重要。食物宜温不宜凉，杜绝生冷以及刺激性食物，注意含铁食物如花生、木耳、大枣以及肉蛋奶等的摄入。

五、日常起居

衣食寝处皆适，能顺时气者，始尽养生之道。经期妇女起居养生的内容广泛，包括经期妇女的居处环境、坐卧行立、衣着服饰、洗漱清洁、劳逸活动等行为习惯的各个方面。

（一）居处环境素雅净洁，周密无隙

经期妇女应妥善选择居处环境，选择素雅净洁、周密无隙的居处环境。因为居室周密无隙、安全舒适，是经期妇女慎避风雨暑湿等六淫邪气的硬件基础。如若经期妇女居室不密，不慎外感六淫邪气，会导致诸多疾病。

（二）坐卧行立加意调摄，谨慎起居

古人认为，经期妇女在坐、卧、行、立等起居方面亦应慎避六淫，不冒雨涉水，不露天当风坐卧，不贪凉取冷，不久居湿冷之地。坐、卧、行、立等起居不慎，亦会导致崩漏、带下、月经不调、痛经、癥瘕积聚、身痛、身痹等疾病。不仅如此，经期妇女在坐、卧、行、立等起居方面还应注意适度，做到经期坐卧有时、不疾行、不暴走。经期妇女在保持充足睡眠和休息时间以保障机体恢复精力和消除疲劳的基础上，要做到不久卧久坐。正所谓"久卧伤气，久坐伤肉"，经期妇女若久坐久卧，会影响经期机体的气血运行，久卧气虚，久坐气滞，气虚无力推动经血排泄，气滞则血滞，均易导致经期腹痛、月经过少等证。另外，经期妇女应"行不疾步，立不至疲"。若经期疾行、暴走，不仅会致汗出过多损伤机体的津液物质，导致血脉不充、经血乏源；还会导致人体气血运行失调，出现月经过多、崩漏等血随气出之证。故此，经期妇女在坐卧行立等起居活动上应加意调摄。

（三）衣着服饰宽松舒适、防寒保暖

经期妇女衣着以宽松舒适、防寒保暖为宜。为了不影响月经排泄，经期不宜穿紧身裤、塑身衣等阻碍机体气血运行的衣着，以免引发月经不利、月经不通、月经量少、痛经等妇科疾病。另外，经期妇女不宜穿超短衣、超短裤、吊带背心、湿衣服等易感寒受凉的衣着，以免经期受寒发生经行腹痛、经行泄泻、血瘀经闭、癥瘕积聚等疾病。另外，经期妇女还要注意根据季节气候谨慎穿着，做到"衣服厚薄，是以暑月不可全薄，寒时不可极温"。

（四）盥洗沐浴谨防受寒，科学卫生

经期妇女进行洗漱、沐浴、洗头等个人卫生的护理，要注意做好阴部清洁、及时更换卫生用品等个人卫生工作。经期每天要用温水清洗外阴，防止血液污物等滋生细菌，影响经期健康。在做好经期个人卫生的同时，洗漱、沐浴、洗头、洗衣服时要用温热之水，尽量不碰生冷之水，洗澡毕要及时穿衣保暖，洗头毕要及时吹干头发，以免气血因冷水而致闭塞不通，影响月经排泄。

另外，经期妇女不可坐浴，不可游泳，因为此期胞宫阴户处于开放状态，浴水入阴也会导致疾病产生。

（五）劳逸活动适量有度，合理锻炼

经期妇女要注意劳逸结合，切忌过劳过逸，切不可进行剧烈不当的体育运动。中医观点认为，过劳易于损伤冲任，耗伤气血，劳伤五脏；过逸会影响人体气机及经期气血运行。不管是过劳还是过逸，都会在一定程度上影响经期妇女的健康。形劳是指行使劳役身体，神劳是指行使劳役心神。在中医古籍中，形劳又可称为劳力，神劳又可称为劳心。经期妇女劳力和劳心太过，均会导致一系列的病证。因此，经期妇女要注意劳逸结合，弛张有度。